침묵 속에 병든 간, 명의들과 치료하기

집단지성과 함께 희망 Up, 고생 Down

침묵 속에 병든 간, 명의들과 치료하기

집단지성과 함께 희망 Up, 고생 Down

2023년 4월 15일 초판 1쇄

지은이 김도영 외
펴낸곳 연세대학교 출판문화원

주소 서울특별시 서대문구 연세로 50
등록 1955년 10월 13일(제9-60호)
전화 02) 2123-3378~82
팩스 02) 2123-8673
전자우편 ysup@yonsei.ac.kr
홈페이지 http://press.yonsei.ac.kr

기획 황세희
편집 구상나무
북디자인 이순민
삽화 jebi. J

ISBN 978-89-6850-714-4 (03510)

값 15,000원

연세암병원
YONSEI CANCER CENTER

연세암병원기획총서 03

침묵 속에 병든 간, 명의들과 치료하기

집단지성과 함께 희망 Up, 고생 Down

김도영
김미나
김범경
김승업
박준용
박지수
성진실
이혜원
주동진
최기홍
최혜진

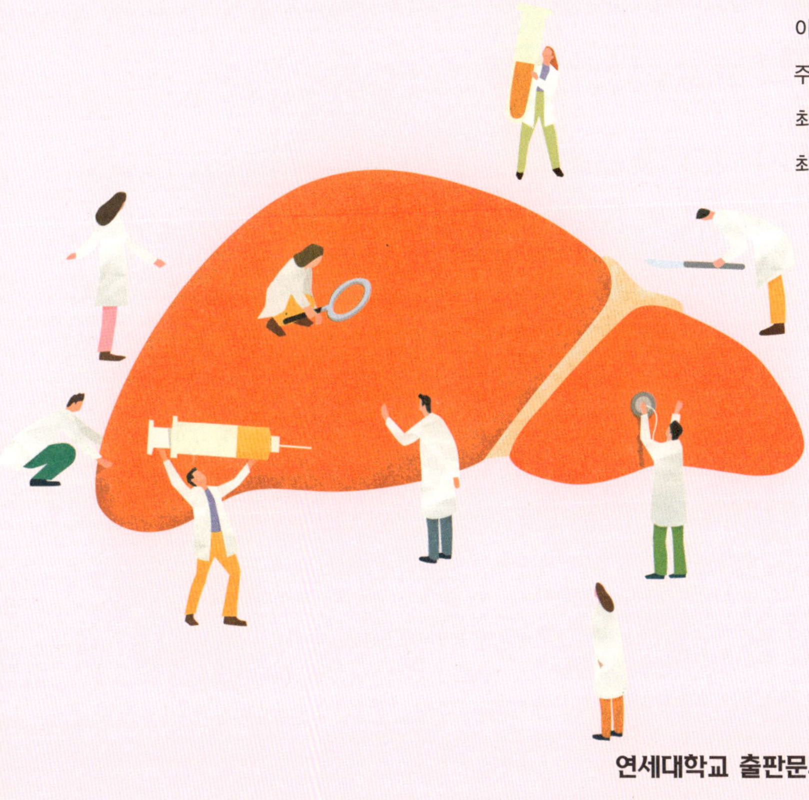

연세대학교 출판문화원

서문

연세암병원 최고의 의료진이 간질환 극복을 도와드리겠습니다

암은 1983년 통계청이 한국인 사망 원인을 발표한 이후 지금까지 줄곧 40년간 사망 원인 1위를 차지하는 질병입니다. 기대수명만큼 생존하는 한국인이라면 암 환자가 될 가능성은 36.9%(남자 39%, 여자 33.9%)나 됩니다.

암 치료 분야에서 '최초'와 '최고'를 지향하는 연세암병원은 암 환자가 걸어가는 극복의 여정을 함께하고자 합니다. 자타가 공인하는 최고의 암 치료 분야 명의들로 구성된 의료진은 언제나 암 환자와 동행하면서 하느님의 사랑을 실현하기 위해 노력하고 있습니다. 연세암병원이 암 관련 기획총서를 출간하는 목적도 의료진의 지식과 현장에서 쌓은 풍부한 경험 중 암 환자(보호자)들에게 꼭 필요한 정보를 공유하기 위해서입니다. 사실 요즈음은 다양한 매체를 통해 홍수처럼 쏟아지는 잘못된 암 정보 때문에 환자(보호자)가 혼란스러워지는 상황도 적지 않기 때문입니다.

연세암병원의 출발점은 1962년 4월, 국내 최초의 암조기진단센터 개설이라고 할 수 있습니다. 센터에서 하루 200~300명을 대상으로 암 검진을 했던 동력을 바탕으로 연세대학교 세브란스병원은 1969년에 국립대학이나 국가 연구기관에 앞서 국내 최초로 암센터를 설립했습니다. 이후 코발트 방사선 치료기, 시뮬레이터 선형가속기 등 최신 장비를 연속해서 도입해 국내에 초고전압 방사선 치료라는 선진화된 암 치료 시대를 열었습니다.

암 환자(보호자)와 의료진은 치료 과정의 동반자라는 믿음을 공유할 때 최고의 치료 효과를 얻을 수 있습니다. 이는 '환자를 질병으로부터 자유롭게 하겠다'는 연세의료원의 미션에 담긴 뜻과 일치합니다. 1995년부터 지금까지 국내 최초로 환자와 보호자의 치료를 담당하는 내과·외과·방사선종양학과·영상의학과·핵의학과 등 여러 진료과 교수들, 담당 간호사, 코디네이터 등 모든 의료진이 참여한 자리에 함께 참석하는 기회를 마련하고 있는 이유이기도 합니다. 이 만남의 장소에서 의료진은 환자(보호자)에게 질병의 진단 과정, 향후 진행될 환자별 맞춤 치료 계획을 자세하게 설명하면서 질병 극복에 확신을 주는 온

기와 열정도 전해 줍니다. 환자 친화적 진료의 시작인 셈인데, 이 경험은 환자에게 어려운 치료에도 적극적으로 참여할 수 있는 용기를 불러일으키고 그 결과 치료 효과도 커집니다.

2014년 개원한 연세암병원은 세계적인 암 치료 수준을 더욱 견고하게 확인해 가고 있습니다. 2018년 각국의 위암, 대장-직장암 환자들의 생존율을 분석한 외국의 연구 결과에서(《랜싯(The Lancet)》誌) 세계 최고임이 입증된 것은 단적인 예입니다.

연세암병원의 암지식정보센터는 일 년 내내 각 분야 전문가를 모시고 지속적으로 환자(보호자)를 위한 교육 프로그램을 운영하고 있습니다. 이 기회를 통해 환자(보호자)는 의료진과 직접 대면하면서 꼭 필요하고, 또 알고 싶은 정보를 얻을 수 있습니다.

한국은 암 완치율이 암 환자의 70%를 넘길 정도로 높다 보니 치료 후 장기간 생존하는 사례도 급증하고 있습니다. 게다가 평균 수명이 증가할수록 한 가지 암에서 완치된 이후에 세월이 지난 뒤 또 다른 암에 걸릴 가능성도 높아지는 게 현실입니다. 암예방센터는 장기 생존자들이 2차로 발생하는 암에 대한 정체를 인식하고 새로 생긴 암을 조기에 발견하기 위한 정보를 제공하고 있습니다.

2023년은 연세암병원이 개원 9주년을 맞이하는 해입니다. 『침묵 속에 병든 간, 명의들과 치료하기』는 아홉 번째 생일을 자축하면서 명의들이 심혈을 기울여 간질환에 관한 모든 궁금증과 해결책을 담았습니다.

연세암병원장으로서, 또 평생을 간암 환자 치료에 몸담아 온 외과 의사로서 이 책이 간질환을 앓고 있는 많은 환자에게 희망을 주고, 미래의 환자 발생을 줄여 한국이 경제협력개발기구(OECD) 가입국 중에 간암 사망률 1위라는 오명에서 빠르게 벗어나는 데 도움이 되기를 희망합니다.

끝으로 이 귀한 책이 출간될 때까지 바쁜 시간을 쪼개서 옥고를 써 주신 집필 교수님들께 진심으로 존경과 감사의 말씀을 올립니다. 또 출판에 도움을 주신 모든 관계자분께도 심심한 감사의 마음을 전합니다.

2023년 4월

연세암병원장

최진섭

차 례

01

침묵 속에서 움직이는 간의 역할

김도영 연세암병원 간암센터 교수(소화기내과)

간은 흔히 '침묵의 장기'라고 불린다. 또 '인체의 화학공장'이라고도 불린다. 침묵의 장기라 함은 소리 없이 묵묵히 일을 한다는 의미지만, 고장이 나도 이상 신호를 잘 내지 않는다는 의미도 있다.

간은 그야말로 화학공장이다. 탄소, 수소, 질소 등의 원소들을 재료로 각종 효소를 이용해 탄수화물이며 지방, 단백질을 뚝딱뚝딱 만들기도 하고 영양소를 변환하기도 한다. 알부민 같은 단백질은 간에서만 합성이 되니, 간이 일을 하지 않으면 알부민 합성이 중단되어 여러 가지 증상이 나타나게 된다.

간의 대표적인 기능은 각종 영양소를 합성하는 것이다. 여기에 몸 안팎의 각종 독소를 제거하는 기능도 빼놓을 수 없다. 이처럼 간이 하는 일이 많다 보니 우리 몸에서 단일 장기로 가장 크고 어마어마한 양의 혈액이 간을 지나다니게 되는 것이다. 이 글에서는 침묵 속에서도 묵묵히 열일을 하는 간의 역할을 소개한다.

간의 구조

우리 몸에서 가장 큰 장기인 간은 오른쪽 엽(葉)과 왼쪽 엽의 두 개로 이루어져 있는데, 이 두 개의 엽은 불완전하게 분리되어 있다. 간의 가장 바깥은 얇은 결체 조직인 피막(캡슐)이 싸고 있는데, 이 피막을 자극하면 통증을 느끼게 된다. 아무리 침묵의 장기여도 피막에는 신경이 분포하고 있어서, 가령 간 종양이 피막까지 접근하게 되면 묵직한 통증을 느끼게 된다.

간에는 몇 가지 종류의 세포가 있는데, 각각 고유의 기능을 수행한다. 우선, 가장 중요한 세포는 간세포이다. 이것은 전체 간세포의 60%를 차지하고 간 무게의 무려 80%를 차지한다. 그러니까 간의 대부분을 이 간세포가 차지하고 있는 것이다. 이 간세포들은 아주 질서 있게 판 모양으로 배열하고 있어서 3차원 모양은 격자(lattice)처럼 보인다. 간세포들이 이루는 판과 판 사이로 구멍이 숭숭 뚫린 혈관이 위치하는데, 이 혈관은 일종의 모세혈관으로 동(洞)모양 혈관(sinusoid)이라고 불린다. 이 동모양 혈관을 통해 혈액이 흐르면서 간세포에 산소와 영양분이 공급된다.

동모양 혈관과 주위에는 몇 개의 다른 종류 세포가 있다. 우선 동모양 혈관의 벽을 이루는 내피세포(endothelial cell)가 있고, 동모양 혈관 주위에는 성상세포(stellate cell)도 있다. 동모양 혈관 안에는 면역세포인 쿠퍼세포(Kupffer cell)도 떠다닌다. 또한 간세포와 간세포를 연결하

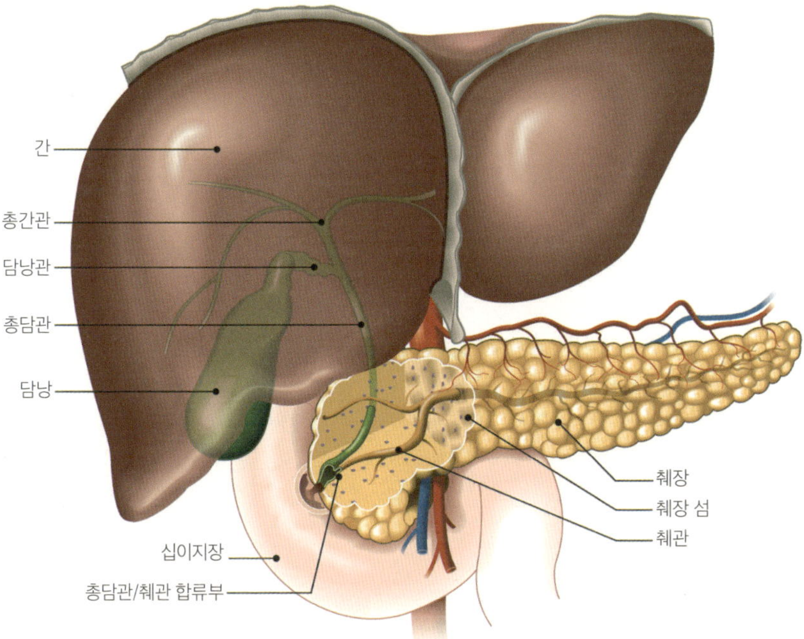

는 미세한 관이 있는데, 이것은 담즙 세관으로 간세포에서 만들어진 담즙이 이 담즙 세관을 통해 담도로 이송된다. 간을 구성하는 세포들은 각각 고유의 기능을 하는데, 간세포는 그야말로 가장 중요한 세포이다. 간세포는 간의 대부분을 이루는 세포로 많은 기능을 담당한다. 간에는 담도(쓸개즙이 지나다니는 길)를 이루는 담관세포라는 것도 있는데, 이것은 간에서 두 번째로 많다. 성상세포는 얌전한 상태로 있거나 활성 상태로 있기도 하는데, 활성 상태에서는 각종 물질을 분비해서 간 섬유화를 일으키는 세포이다. 특히, 성상세포는 얌전한 상태에서는 비

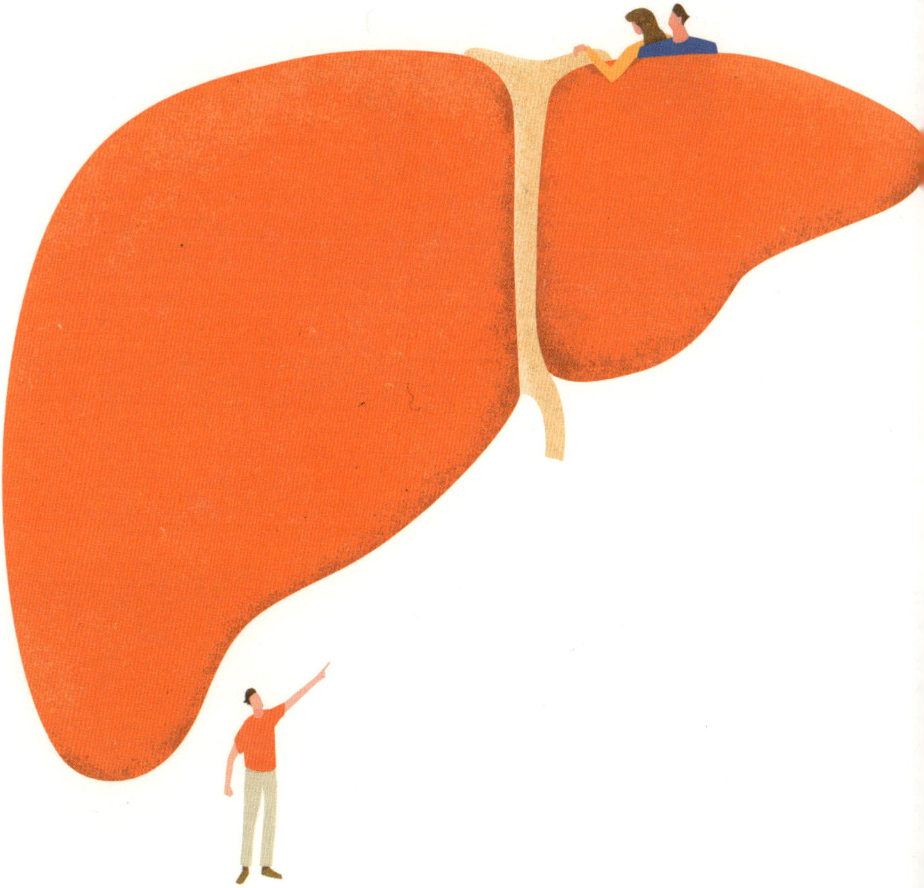

타민 A를 보관하고 있기도 하다. 어떤 원인으로든 간에 손상이 오면 이 성상세포가 활성 상태로 바뀌게 되어 증식하기도 하고 보관하고 있던 비타민 A가 줄어들기도 한다. 성상세포가 자주 또는 오랫동안 활성 상태에 있으면 간섬유화가 계속되어 간경변증이 발생하게 되는 것이다. 간에는 또 독특한 면역세포가 있는데, 바로 쿠퍼세포라고 불리는 것이다. 이것은 혈액 속을 돌아다니는 대식세포(macrophage)가 간에 상주하는 것인데, 간문맥을 타고 간으로 올라오는 각종 병균이나 유해 독소 등을 감지해서 염증 반응을 일으키는 역할을 한다. 마지막으로, 위에서 언급했던 동모양 혈관의 벽을 이루는 내피세포는 독특한 구조를 갖고 있는데, 세포끼리 연결되어 있으나 사이사이에 구멍이 있어서, 이 구멍으로 혈액과 세포 사이의 단백질이나 입자들의 교환이 가능하다.

간의 담즙 생산과 분비

간세포는 콜레스테롤에서 담즙산을 합성한다. 이 담즙산은 담즙의 성분이 되어서 소장으로 분비되어 지방 분해를 돕는 역할을 한다. 빌리루빈(bilirubin)이라고 불리는 성분이 혈액에 과도하게 존재하면 황달이 있다고 하는데, 이 빌리루빈의 대사도 간에서 담당한다. 혈액에서 산소를 운반하는 적혈구가 노화되어 깨지면 비장으로 운반이 되는데, 비장에서 물에 녹지 않는 부산물인 빌리루빈이 만들어진다. 이것은 물에 녹지 않기 때문에 혈액에서 알부민과 붙어서 이동하여 간으로 이송이 되면 비로소 물에 녹는 빌리루빈이 되고, 이것이 담즙의 또 다른 성분이 되어 십이지장으로 배출된다.

간의 합성 기능

3대 영양소인 탄수화물, 지방, 단백질을 합성하는 것이 간의 대표적인 기능이다. 영양소를 가공하고 대사하는 것은 생명 유지에 필요한 에너지를 획득하는 데 필수적이며, 이것이 간의 가장 중요한 기능이라고 할 수 있다. 우리가 음식물을 섭취하면 간은 포도당(glucose)을 글리코겐(glycogen)이라는 당분으로 저장해 두었다가, 공복이 되면 다시 글리코겐이 포도당으로 바뀌어 영양분으로 이용된다. 간은 지방을 산화시킬 뿐 아니라 과량의 지방을 몸의 다른 곳으로 보내 주는 역할도 한다. 특히, 혈액을 돌아다니는 단백질의 대부분이 간에서 만들어진다.

이 가운데 알부민은 하루에 약 15g 정도가 합성되는데, 반감기가 20일 정도로 길어서 간 기능이 나빠지더라도 일정 기간 혈중 알부민 농도가 유지될 수 있다. 알부민은 혈관의 삼투압을 유지시키는 매우 중요한 단백질이다. 만성 간질환 특히 간경변증이나 간암 환자는 알부민 합성이 저하되기 때문에 이로 인해 여러 가지 증상이 나타나게 된다. 대표적인 증상이 복수와 하지 부종이다. 그러므로 혈중 알부민은 3.5g/dℓ 이상으로 유지시키는 것이 좋다.

또한 간에서 합성되는 것으로 빼놓을 수 없는 게 응고인자인데, 우리 몸의 표면이든 내부든 출혈이 생기면 반드시 '응고'라는 현상이 나타나야 한다. 그렇지 않으면 피가 멈추지 않아 과다 실혈로 생명을 유지하기가 힘들어진다. 응고인자에는 1부터 13까지 번호가 붙어 있는데, 이 가운데 11가지의 응고인자가 간에서 만들어진다. 그중에 2, 7, 9, 10번 응고인자는 지용성인 비타민 K가 있어야 합성이 되고, 또 비타민 K는 장관 내에 적당한 담즙이 있어야 장 점막에서 흡수되어 간으로 이송된다. 그렇기 때문에 영양이 불량한 알코올 간질환 환자나 담도가 막혀서 담즙이 장으로 내려오지 못하는 경우에는 비타민 K가 부족해지므로 혈액응고인자 합성에 문제가 생긴다. 간경변증 환자가 쉽게 멍이 들고 코피가 잘 나며 양치질할 때 피가 많이 나는 이유는 혈소판 수가 적어서이기도 하지만, 이렇게 혈액응고인자 합성이 잘 안 되기 때문이다. 간세포 기능이 떨어지면, 영양 부족이나 담도 폐쇄가 없더라도 간세포에서 비타민 K 이용을 잘 하지 못해서 응고인자 2, 7, 9, 10번 합성에 장애가 생기는 것이다.

진료실에서 의사가 환자를 평가할 때 프로트롬빈 시간(prothrombin time)이라는 검사를 중요하게 보는데 이것은 응고장애를 평가하는 항목이다. 프로트롬빈 시간이 지연될수록 혈액응고장애가 심한 것이다. 이는 간 기능 저하를 반영하고 환자의 예후와도 관련이 있는 것으로 알려져 있다.

간의 혈당 조절

간은 췌장과 더불어 혈액 속의 포도당(glucose) 농도를 조절하는 중요한 장기이다. 혈액에서 산소를 운반하는 적혈구로부터의 피루브산(pyruvate)과 젖산(lactate), 그리고 아미노산을 재료로 해서 간은 포도당을 합성한다. 더 중요한 것은, 이 포도당이 간에서 아미노산이나 지방산 또는 글리코겐이라는 영양소로 저장된다는 것이다. 이렇게 저장된 글리코겐은 필요할 때 적혈구나 망막, 콩팥, 뇌로 전달되어 이들 장기에서 다시 포도당으로 전환되어 에너지원으로 사용된다.

뇌 등의 다른 장기에서의 포도당 사용량에 따라, 간은 포도당 합성과 글리코겐 저장의 균형을 조절하는 역할을 한다. 혈당은 인슐린이나 글루카곤 같은 호르몬뿐 아니라 교감신경계에 의해서도 영향을 받는데, 간경변증 환자는 이러한 혈당 조절이 불량한 경우가 많다. 간경변증 환자의 약 60%가 내당증장애(glucose intolerance)가 있고, 20%는 당뇨병을 동반하게 된다. 반대로, 급성 간부전이나 유전성 글리코겐 축적병 같은 간질환일 경우에는 포도당 합성이나 글리코겐 분해가 없어서 심각한 저혈당에 빠지게 된다.

간과 지방산 대사

간은 지방산 대사에서 중요한 역할을 한다. 간에서 포도당이 많아지

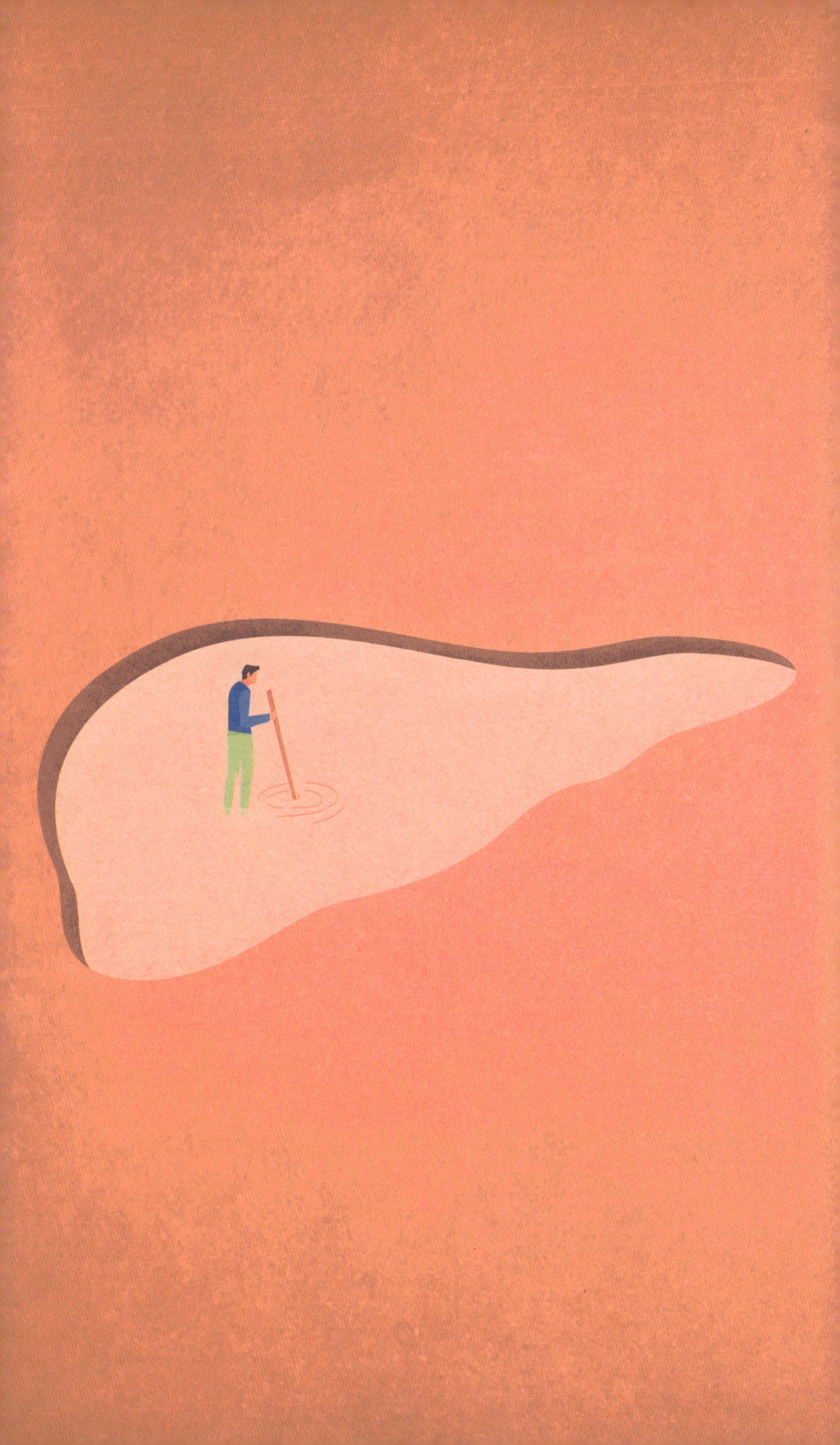

면 이것이 지방산으로 변환되어 저장되고, 산화 과정을 거쳐 에너지원으로 사용된다. 또는 이 지방산이 아포단백질(apoprotein)과 결합해서 리포프로테인(lipoprotein) 형태로 혈액으로 나와서 다른 장기로 이동하여 지방 조직이 된다.

이처럼 간에 저장되는 지방산은 산화 과정을 거쳐 에너지원으로 이용되든지, 간세포에서 빠져나와 다른 장기로 이동해야 정상적이다. 간에서의 산화 과정에 문제가 생기면 간세포 내에 지방이 침착되는 여러 가지 선천성 또는 후천성 간질환이 생길 수 있다. 지방간은 비알코올 또는 알코올 지방간으로 분류할 수 있고, 만성 C형 간염에서도 지방간이 생길 수 있다. 이것은 모두 간세포 내의 산화 과정에 문제가 생겨서 발생하는 질환이다.

최근 우리나라에서도 식습관의 서구화와 비만 인구의 증가로 인해 비알코올 지방간 환자가 늘고 있는데, 이 질환은 결국 간 내의 지방산이 적절히 산화되지 않아 축적되는 병이라고 보면 되겠다.

간의 해독 기능

간경변증 또는 간암 환자의 간 기능이 점차 저하되면 황달이나 복수와 함께 찾아오는 것이 간성혼수(또는 간성뇌증)이다. 간성혼수는 말 그대로 간 때문에 혼수(昏睡)가 생긴다는 것으로, 간의 해독 기능에 문제가 생김으로써 발생하는 정신신경학적 증상과 증후를 일컫는다.

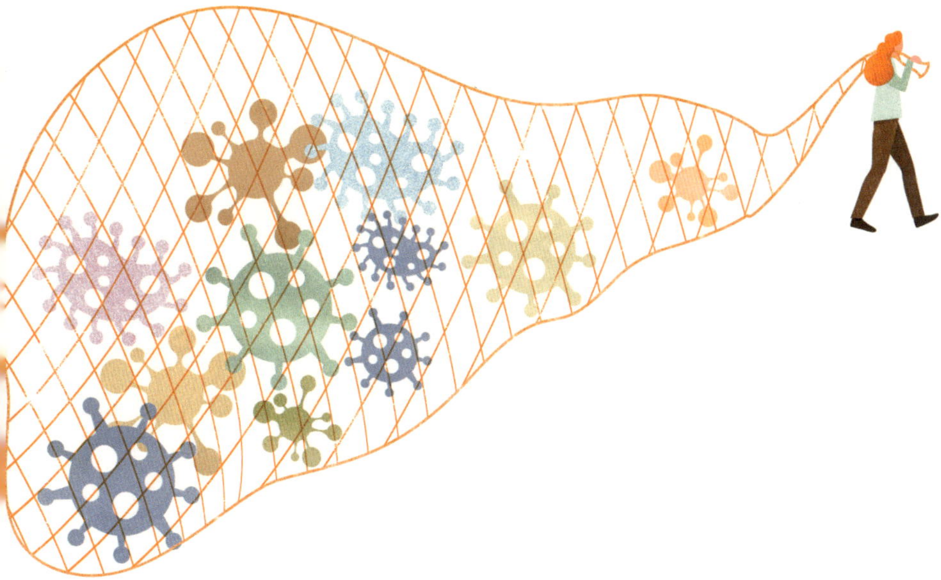

왜 간성혼수가 생기는 것일까? 핵심은 암모니아라는 물질에 있다. 암모니아는 질소 원자 하나와 수소 원자 세 개로 이루어졌다(NH3). 정상적으로는 간에서의 대사 과정을 거쳐 요소(urea)로 해독이 되어야 하는데, 간 기능이 저하되면 해독이 되지 않아 과도한 암모니아가 혈액을 타고 뇌로 들어가 혼돈, 기면, 혼수와 같은 증상을 일으키는 것이다. 간에서의 해독은 체내에서 자연적으로 생기는 암모니아뿐 아니라 섭취하는 여러 가지 약물과 화학 물질도 그 대상이 된다.

약물의 해독과 배출은 여러 단계를 통해 진행되는데, 1단계는 산화 과정이다. 그런데 이 산화 과정을 거쳐 약물이 더욱 독성을 띠게 될 수도 있으므로 반드시 2단계를 거쳐야 한다. 2단계는 포합 과정이라고 부르는데, 이는 1단계를 거친 약물에 글루타티온(glutathione)과 같은 조그만 물질을 붙이는 과정이다. 2단계를 거쳐야 약물이 물에 녹게 되고, 그렇게 되면 혈액이나 담즙으로 운송될 수 있게 되기 때문이다. 만성 간질환 환자의 성호르몬 대사에 이상이 생기는 것도 이러한 약물 해독 과정을 거쳐 나타난다. 즉, 간경변증이 있는 남자 성인에게 여성형 유방이 생기는 이유는 이러한 1단계 또는 2단계의 해독 과정에 이상이 생기는 것이다. 여성 간경변증 환자에게 생리 중단이나 불임이 생기는 이유도 마찬가지다. 또, 간경변증 환자에게 골다공증이 잘 나타나는 이유도 이러한 1단계 또는 2단계 해독 과정의 이상에서 비롯된다.

간은 내장으로부터의 혈액이 거치는 일종의 필터 역할을 하는 장기이기 때문에 소장에서 흡수된 각종의 외부 약물이나 독소를 걸러 준다. 따라서 간의 이런 기능에 문제가 생기면 내부 또는 외부로부터 들어온 호르몬, 약물, 독소, 화학 물질 등이 그대로 각종 장기에 치명적인 손상을 주게 된다.

면역 장기로서의 간

간으로의 혈류는 간동맥과 간문맥의 이중 공급 시스템으로, 단위 시간당 매우 많은 양의 혈액이 간을 통과한다. 특히 간문맥을 통해 병원균이나 내부 또는 외부의 독소가 간으로 전달되는데, 간에 상주하는 여러 가지 면역 기능을 담당하는 세포들이 이들을 감지하고 포획하는 소위 '면역 감시' 역할을 한다.

이 세포들을 열거하자면, 대표적으로 쿠퍼세포라고 불리는 간 특이적 대식세포, B세포와 T세포 등의 림프구가 있다. 자연살해세포(natural killer cell) 또는 자연살해 T세포도 간의 면역 기능을 담당한다. 장내의 무해한 세균이 간문맥을 통해 간으로 전달되는 경우도 있어서 간의 면역에는 일종의 관용(tolerance)이 있다. 그렇지 않으면 과도한 면역 반응이 나타나기 때문이다. 그래서 간의 면역 환경은 항상성을 유지하고 과도한 활동 면역을 방지하기 위해 면역이 다소 억제되어 있다고 볼 수 있다.

간암의 측면에서도 유사한데, 간의 면역은 조절 T세포(Treg cell) 또는 종양 관련 대식세포라 불리는 세포들에 의해 억제되어 있어 암세포가 면역세포에 의해 제거되지 않는 것이다. 뒤에서 소개될 최신의 면역항암제는 이러한 억제된 면역을 상승시키는 약물인데, 탈진해 있는 세포독성 T세포를 활성화시켜 암세포를 살상하는 것이다.

간과 비타민

앞에서 기술한 바와 같이, 비타민 K와 같은 지용성 비타민은 음식물을 통해 섭취된 후 장에서 흡수되는 데 담즙산이 필요하다. 간 기능이 저하되어 장으로의 담즙 배출에 장애가 생기면, 비타민 A, D, E, K와 같은 지용성 비타민 흡수가 부족해져서 결핍으로까지 이어질 수 있다.

비타민 D는 칼슘과 인의 장내 흡수에 필수적이므로 뼈 건강을 위해 반드시 필요하다. 비타민 D3는 음식물을 통해 섭취되거나 피부에서 합성되는데, 비타민 D3가 간에서 변환 과정을 거쳐야 활성의 비타민 D로 바뀌게 된다. 따라서 간 기능 저하를 포함한 간효소 활성의 저하는 비타민 D의 합성에 문제를 일으키게 된다.

특히 알코올 간경변증 환자에게는 불충분한 식사 때문에 수용성 비타민의 결핍이 나타나는데, 엽산(folate)이나 비타민 B12와 같이 간에 저장되어 있는 비타민은 간질환이 진행하면 급속히 줄어들게 된다. 이렇듯 간질환 환자는 각종 비타민이 결핍될 수 있으므로 비타민

보충이 필요하다.

간의 조혈 기능

적혈구, 백혈구, 혈소판 등의 혈액세포는 본래 척추나 늑골 등의 골수에서 만들어지는 것인데, 생리적으로 태생기에 태아의 간에서도 이런 혈구가 생산된다. 출생 후에는 간에서의 조혈이 없어지고 전적으로 골수에서만 혈액세포가 만들어지는 것이 정상이다. 하지만 골수 기능이 불충분하거나 조혈이 효과적이지 않을 때는 간에서 다시 혈액세포가 생산된다. 따라서 비정상적이긴 하지만, 간에서도 혈액세포가 생산될 수 있다고 볼 수 있다.

02

다양한 얼굴을 가진 급성 간염 바로 알기

김범경 연세암병원 간암센터 교수(소화기내과)

간질환 중에서 가장 흔한 것이 '간염'이다. 많은 사람이 일단 간염에 걸리면 큰일이라도 난 것처럼 두려워한다. 이는 한 번 급성 간염에 걸린 후 때로는 잘 낫지도 않고, 만성화되어 오래 지속되면 간경변증, 간암 등 더욱 심각한 간질환으로 악화할 수 있다고 알고 있기 때문이다. 무엇보다 간염 환자를 모두 전염병 환자 취급을 하는 사회적 분위기로 인해 두려움은 더 커진다. 하지만 간염은 제대로 알고 대처하면 별로 무섭지 않은 병이다. 간염을 말 잘 듣는 친구로 만드느냐, 아니면 목숨을 위협하는 무서운 적으로 만드느냐는 순전히 자기 손에 달려 있다.

"간 수치가 너무 높으니 재검 요망!"이라는 통보를 받은 김 과장

건강검진 결과표를 받은 김 과장(남자, 39세)은 깜짝 놀랐다. 40이 넘지 않아야 할 간 수치가 200을 훌쩍 넘었기 때문이다. 간 수치가 뭔지는 정확히 몰라도 40 이하가 정상인데, 무려 5배나 수치가 높다는 것은 상당히 불길한 징조임이 분명했다. 그런데 김 과장은 자신이 간염에 걸렸다고 선뜻 인정하기가 힘들었다. 요즘 일이 많아 몸이 늘 피곤하기는 했지만 피곤한 것이 어디 자기뿐인가. 같은 부서 직장 동료는 물론 다른 부서 사람들까지 모두 피곤하다는 말을 입에 달고 사는데, 왜 나만 간 수치가 높아 재검을 받아야 하는지 이해할 수가 없다.

김 과장을 불안하게 만든 간 수치는 혈액 속에 들어 있는 AST와 ALT 수치를 의미한다. AST(aspartate aminotransferase)와 ALT(alanine aminotransferase)는 간세포 안에 들어 있는 효소다. 모든 세포가 그렇듯이 한 번 생겨나서 영원토록 생명을 유지하는 세포는 없다. 간세포도 마찬가지다. 열심히 사기 역할을 다하고 난 뒤에는 죽음을 맞이하게 된다. 간세포는 죽으면 세포막이 터지면서 그 안에 있던 내용물이 흘러나와 간 내에 흐르는 혈액 속으로 흘러 들어간다. 간세포에 들어 있는 AST와 ALT 효소도 이때 혈액 속에 섞이게 되는 것이다. 간이 건강하면 수명을 다해 자연스럽게 죽는 간세포의 수가 그리 많지 않기 때문에 혈액 속에 포함된 AST와 ALT도 얼마 되지 않는다. 하지만 자연적인 노화가 아닌 다른 원인으로 인해 간세포가 비정상적으로 많이 죽게 되면 그만큼 AST와 ALT 수치도 높아질 수밖에 없다. 그래서 간 수치가 높으면 간염과 같은 간질환이 있을 가능성이 크다고 보는

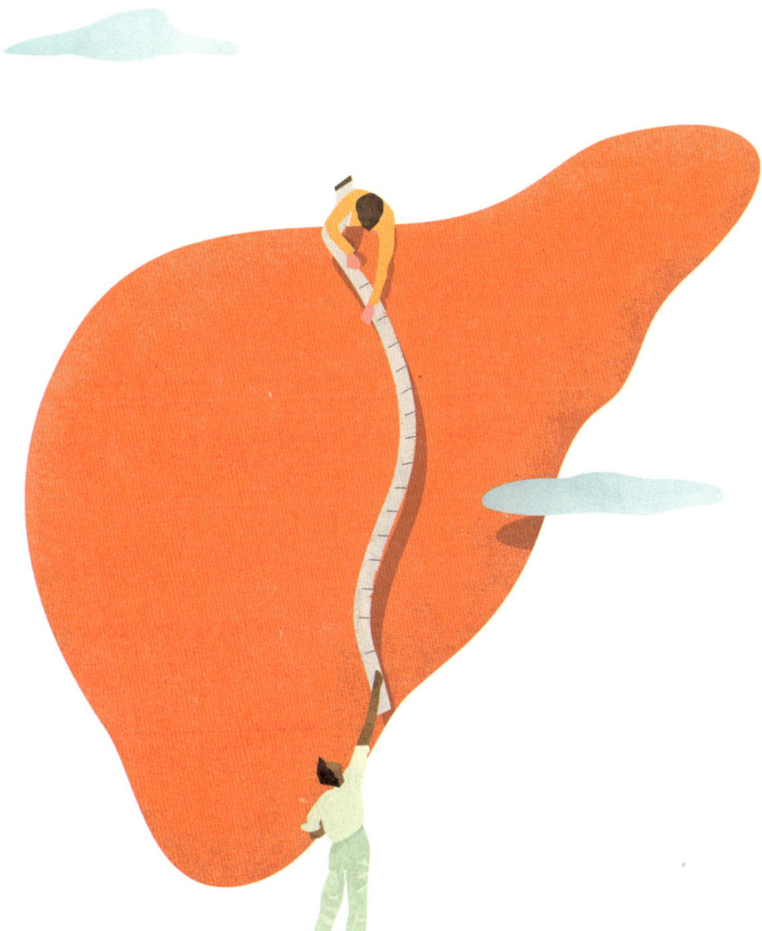

것이다.

간에 염증을 일으키는 위험 인자들

간염이란 간세포가 손상을 입고 망가져 염증이 발생한 상태를 가리킨다. 간에 염증이 생기는 이유는 여러 가지다. 원인과 상관없이 지속 기간에 따라 급성 간염과 만성 간염으로 구분할 수 있다. 급성 간염이란 간에 염증이 생긴 지 6개월 이내에 회복되는 경우를, 만성 간염이란 염증이 6개월 이상 낫지 않고 지속되는 경우를 의미한다. 흔한 원인으로 간에 나쁜 바이러스가 침투해 간을 손상시킬 수도 있고, 지나치게 술을 많이 마시거나 독한 약 때문에 간이 버텨내지 못하고 약해졌을 수도 있다. 또한 최근에는 잘못된 생활습관으로 인해 비만이 원인이 되어 간염이 생기기도 한다.

이처럼 간염을 일으키는 원인은 여러 가지가 있지만, 그중 압도적으로 큰 비중을 차지하는 것이 바이러스 감염에 의한 간염이다. 전체 간염 중 바이러스에 의한 간염이 75~90%에 달하고, 술로 인한 알코올성 간염이 약 15~20%를 차지한다. 최근에는 비만과 자가면역계 이상으로 인한 간염도 증가하는 추세다.

급성 간염의 증상은 일반적으로 처음에는 감기·몸살처럼 열이 나면서 머리가 아프며 몸이 쑤실 수 있고, 복통, 구토, 메스꺼움이 생긴다. 식욕이 감퇴하고, 전신이 나른하고 무기력한 증상도 나타날 수 있다. 또한 설사를 동반하거나 대변 색이 옅어지고 소변 색이 짙어지면서 본격적으로 황달 증상이 나타나기 시작한다. 물론 황달기를 거치지 않고 바로 회복기로 넘어가면서 위와 같은 증상이 호전되기도 한다. 경우에 따라서는 본인이 급성 간염에 걸렸다는 사실조차 인지하지 못한 채 거의 증상 없이 지나가기도 한다.

급성 바이러스성 간염의 원인

우리나라에서 주로 문제가 되는 간염 바이러스는 A, B, C형이 있다. 이 중 A형 간염은 급성 간염의 형태로만 발병하며 주로 위생 상태가 불결한 후진국에 많은 바이러스 간염이었지만, 최근 우리나라에서도 다시 기승을 부리는 경향이 있다. A형 간염 바이러스는 주로 입을 통해 전염되는데, 환자의 간세포에 있던 바이러스가 대변과 함께 배설돼 물을 오염시키거나 음식물에 묻어 다른 사람의 입으로 들어가게 된다. 따라서 학교나 군대 등 집단생활을 많이 하는 곳에서 발생할 확률이 높다. 그나마 다행스러운 것은 한 번 앓고 나면 면역이 생겨 다시 재발하지 않고, 치사율이 높지는 않다는 것이다. A형 간염의 경우 나이가 많을수록 증상이 심한 것이 특징이다. 나이가 어릴수록 증상이 가벼워 자기도 모르는 사이에 간염을 앓고 지나가곤 한다. 보통 6세 이하의 영유아 환자는 약 90% 이상이 A형 간염의 전형적인 증상인 황달을 겪지 않는 것으로 알려져 있다. 하지만 초등학생이나 중학

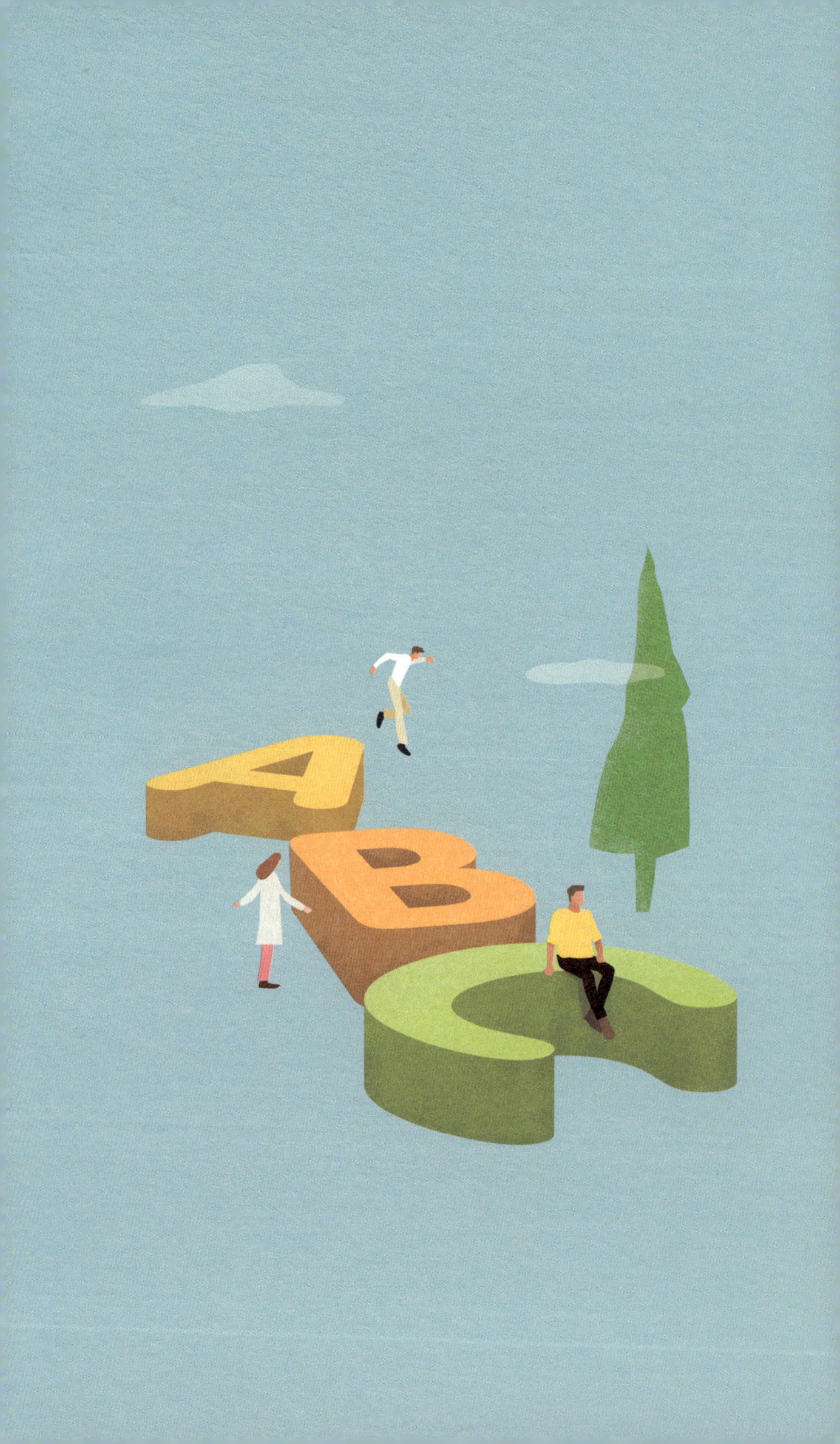
ABC

생일 때 걸리면 약 40~50%가, 성인일 때 감염되면 약 70~80%가 황달 증상을 보인다. 만성 B형 간염, C형 간염 등 만성 간질환자가 급성 A형 간염에 걸리면 사망률이 급증할 수 있어 주의가 필요하다. 따라서 면역이 없는 경우는 미리 백신을 맞아 급성 A형 간염을 예방하는 것이 중요하다.

B형과 C형 간염은 급성 간염과 만성 간염 두 종류가 있다. B형 간염은 성인이 급성 간염에 걸렸을 때 자연적으로 회복하는 경우가 많아 만성 B형 간염으로 진행할 가능성이 크지 않다(약 5% 이내). 급성 B형 간염에 걸렸다 하더라도, 약 65%는 아무런 증상이 나타나지 않거나 증상이 아주 약해 간염에 걸린지도 모르고 지나가는 경우가 흔하다. 이렇게 급성 B형 간염에 걸린 후 회복되어 만성화하지 않을 경우, B형 간염에 대해 자연적인 면역을 획득하게 된다. 하지만 우리나라에서 흔한 모계 감염은 B형 간염 바이러스를 가진 산모가 아기를 낳으면서 그 아기가 B형 간염 바이러스에 감염되는 것으로, 이 경우 급성 간염의 경과는 뚜렷하지 않지만 자기도 모른 채 만성 B형 간염이 되는 비율이 거의 90% 이상이다.

C형 간염도 감염된 이후 증상이 나타날 때까지의 과정은 급성 B형 간염과 비슷하다. 차이가 있다면 증상이 있는 경우보다 없는 경우가 더 흔하고, 대부분은 약간의 피로감만 느끼기 때문에 자기도 모르는 사이에 급성 C형 간염을 앓고 지나가는 경우가 많다. 황달은 증상이 있는 환자 중에서도 약 25% 정도에서만 나타난다. C형 간염은

한 번 걸리면 만성 C형 간염이 될 확률이 70~80%로 상당히 높다.

독성 간염

독성 간염은 장기간 혹은 단기간의 여러 가지 외인성 물질에 의해 초래되는 간 손상으로, 유발 물질은 굉장히 다양하다. 한약, 일반적 진료에 적용되는 상용 약제, 건강기능식품 등의 복용, 화학 물질의 흡인, 주사 등으로 인해 발생하는 간 기능의 손상까지 이에 포함된다. 간 독성이 있는 물질 자체로 인한 간 손상도 있지만, 그 자체로는 간 독성이 없어도 인체에 흡수된 뒤 대사 과정에서 발생하는 부산물에 의해 발생하는 예가 더 흔하다. 이미 간 독성에 대해 잘 알려진 물질에 노출되었을 때는 진단이 별로 어렵지 않지만, 이러한 정보가 없거나 여러 상황이 복합되어 있을 때는 확신하기까지 시간이 오래 걸리고, 때로는 확진이 어려울 수도 있다. 왜냐하면 개인마다 약제에 반응하는 간 독성 여부 및 정도가 다를 수 있기 때문이다.

일반적인 급성 간염 증상에 더하여, 특이한 체질에 의한 독성 간염의 경우 피부 발진, 관절통, 발열, 혈액 내 호산구 수치의 증가 등이 나타날 수 있다.

독성 간염 치료의 가장 중요한 부분은 의심이 되는 원인 물질을 조기에 파악하여 투여를 중지시키는 것이다. 해독제를 투여하여 심각한 상태로의 진행을 저지할 수 있다고 잘 알려진 몇 가지 원인(예: 아세트

아미노펜에 의한 간 손상일 경우 n-acetylcysteine의 투여) 이외에는 보존적 요법이 치료의 주를 이룬다.

대부분의 환자에게서 원인 물질 투여 중지만으로도 간효소 수치의 신속한 호전을 관찰할 수 있지만, 드물게는 전격성 간부전으로 진행하여 사망 또는 간이식이 필요한 위중한 상태에 이르기도 한다. 이러한 경우에는 면밀하게 경과를 관찰하고, 적절한 치료를 받는 것이 중요하다.

03

만성 간염도
원인별 치료가 중요

김미나 연세암병원 간암센터 교수(소화기내과)

만성 간염은 여러 가지 원인에 의해 간의 염증이 6개월 이상 지속되는 상태를 말한다. 만성 간염은 어떤 이유로 생기는 걸까?

만성 간염의 원인

우리나라에서는 B형 간염 바이러스, C형 간염 바이러스, 음주가 만성 간염을 일으키는 주요 원인이다. 만성 간염은 원인에 따라 진단, 치료가 다르기 때문에 원인을 파악하는 것이 중요하다. 이 글에서는 만성 B형 간염과 만성 C형 간염을 중심으로 살펴보겠다.

만성 간염의 증상

대부분의 만성 간염 환자에게는 특이 증상이 없다. 증상이 있는 경우

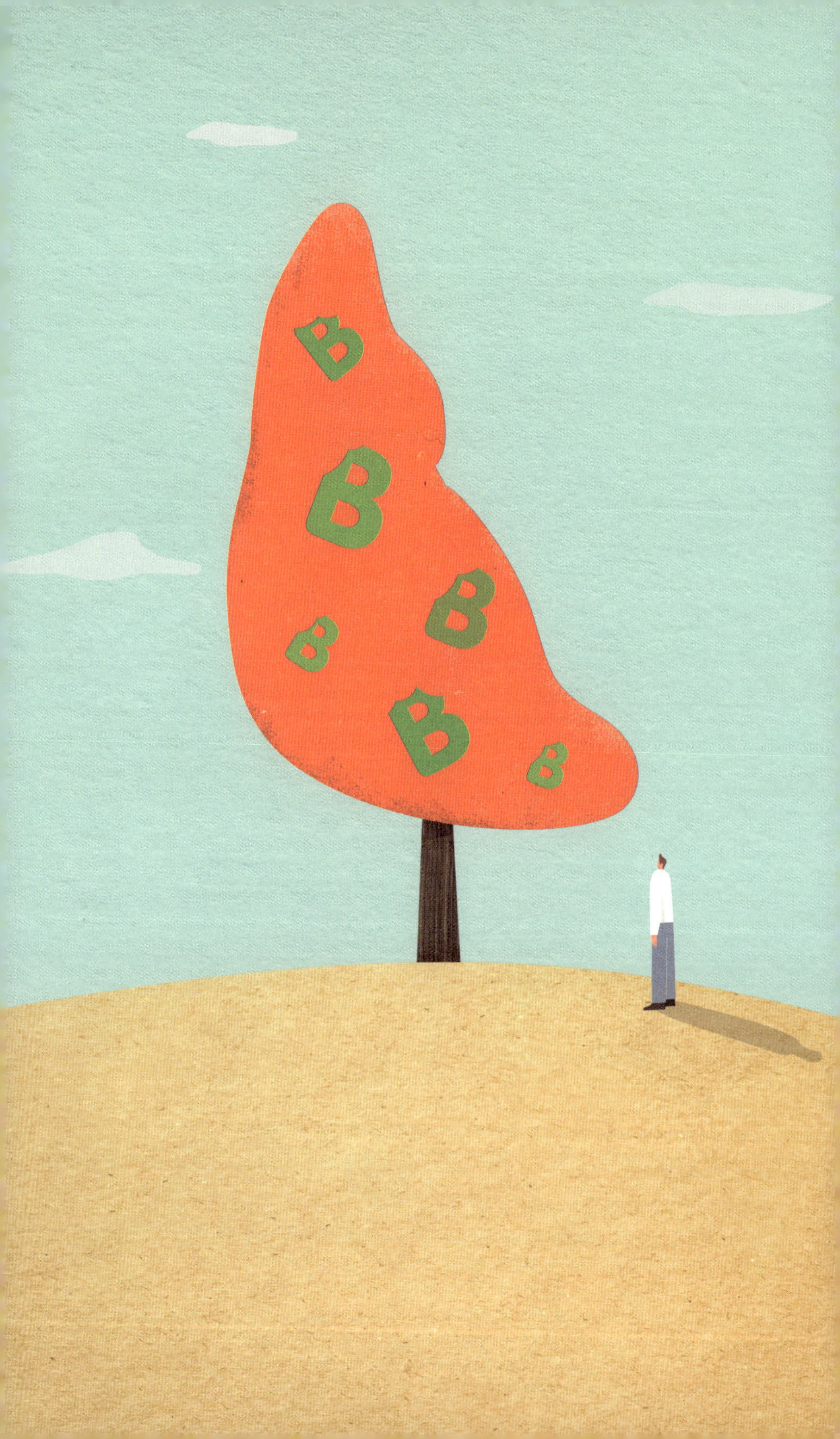

에도 피로감, 무력감, 우상복부 불쾌감, 소화불량증 등 비특이적 증상이 대부분이기 때문에, 증상 때문에 병원을 찾는 경우는 흔하지 않다. 또한 증상과 만성 간염의 중증도 역시 반드시 비례하지는 않는다. 만성 간염에 걸리면 간의 섬유화가 진행되면서 간이 딱딱하게 변하게 된다. 간섬유화가 일정 수준 이상으로 진행되면 간경변증이 된다. 따라서 만성 간염과 간경변증은 연속선상에 있는 질병이라고 할 수 있다. 간경변증이 발생하면 황달이나 복수 등 간경변증의 증상이 나타날 수 있다.

만성 B형 간염

만성 B형 간염은 B형 간염 바이러스에 의한 감염이 6개월 이상 지속되어 만성화된 감염성 질환을 의미한다. B형 간염 바이러스의 전파 경로는 수직감염, 안전하지 않은 주사기 사용 및 수혈, 성관계 등으로 알려져 있다.

이 중 국내에서 가장 흔하고 중요한 경로는 수직감염이며, 이는 만성 B형 간염 산모가 출산 시 신생아에게 B형 간염 바이러스가 전파되는 것을 말한다. 수직감염으로 B형 간염 바이러스에 감염된 경우, 95% 이상에서 만성 B형 간염으로 진행된다.

또한 출생 이후 감염자의 혈액이나 체액에 노출되어 발생하는 수평감염도 존재하는데, B형 간염 바이러스 감염 당시 연령이 낮을수록 만성 B형 간염으로 진행될 가능성이 크다. 어릴 때 B형 간염 바이러스에 오염된 혈액 등에 노출된 경우에도 만성 B형 간염으로 진행될 수 있다. 그러나 사춘기 이후의 성인은 B형 간염 바이러스에 노출되더라도 95% 이상에서 신체의 면역력에 의해 바이러스가 제거되므로, 만성 B형 간염으로 이행될 확률은 낮다.

진단은 혈액검사를 통하여 B형 간염 바이러스의 표면항원이 6개월 이상 양성으로 유지되는 경우 만성 B형 간염으로 진단할 수 있다. 만성 B형 간염이 진단된 경우에는, 간 기능과 B형 간염 바이러스 관련 항원이나 항체 검사를 시행하여 B형 간염의 활동도를 파악하고, B형 간염 바이러스 정량검사인 HBV DNA 검사를 시행하여 B형 간염 바이러스의 증식 정도를 평가하게 된다.

이러한 검사 결과들을 종합하여 만성 B형 간염의 병기를 진단하고 치료 계획 등을 세우게 된다. 만성 B형 간염 환자에게서 자연적으로 B형 간염 바이러스가 제거되는 확률은 매우 낮으며, B형 간염 바이러스에 의해 간세포의 파괴와 재생이 반복되면서 간섬유화가 진행되어 간경변증 및 간세포암 등 심각한 합병증이 발생할 수 있다. 그러므로 간세포암의 발생 여부를 주기적으로 감시하는 검사가 필수적이다. 이를 위해 정기적으로 혈액을 이용한 간세포암 표지자 검사와 복부 초음파 검사 시행이 필요하다.

현재 만성 B형 간염 치료를 위해 크게 경구용 항바이러스제 또는 주사제인 페그인터페론을 치료제로 사용할 수 있다. 항바이러스

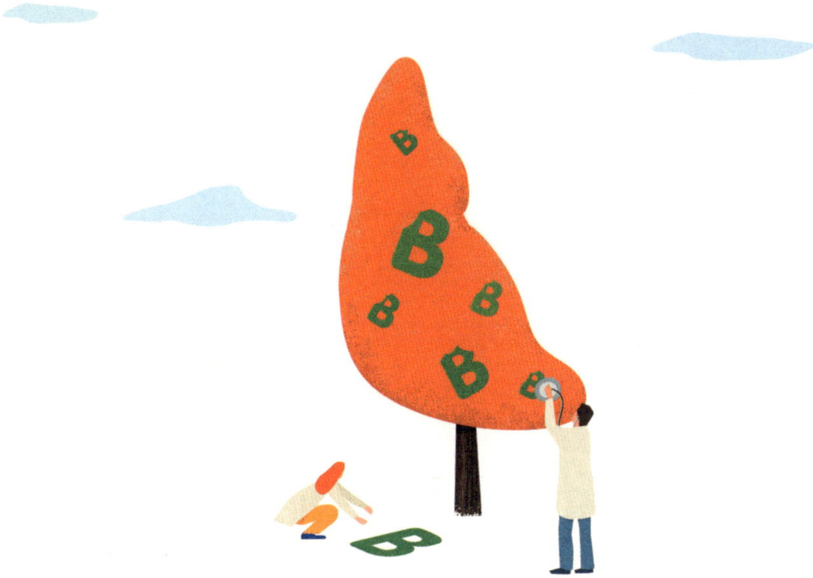

치료의 목적은 B형 간염 바이러스의 증식을 억제하여 간의 염증을 완화시키고 간섬유화를 방지하고자 함이다. 이를 통해 간 기능 손상, 간경변증, 혹은 간세포암종의 발생 등을 예방할 수 있다.

치료제의 종류는 환자의 여러 상황을 종합적으로 고려하여 결정하게 된다. 약제별로 효과, 부작용 등의 차이가 있으므로 반드시 전문의와 상담하여 치료제를 신중하게 결정하는 과정이 필요하다. 그리고 현재의 만성 B형 간염 항바이러스 치료는 근본적으로 B형 간염 바이러스를 제거하는 치료가 아니다. 그러므로 임의로 항바이러스 치료를 중단했을 경우 약제 내성과 간질환 합병증이 발생할 수 있으므로, 반드시 담당 의사의 지시와 처방에 잘 따라서 치료를 받아야 한다.

만성 B형 간염 발생률을 낮추기 위해 가장 중요한 것은 예방이다. 특히 수직감염을 예방하기 위해, 만성 B형 간염 산모가 출산하는 경우 반드시 출산 직후에 B형 간염 백신과 면역글로불린을 신생아에게 투여하여 신생아의 수직감염을 예방하는 것이 매우 중요하다.

또한 우리나라는 만성 B형 간염 유병률이 높은 지역이므로, 모든 국민에게 B형 간염 백신접종을 권장하고 있다. 백신을 투여받은 후 체내에 항체가 형성되었는지 여부도 확인해야 한다.

B형 간염 바이러스는 혈액이나 체액을 통해 전파되므로, 주삿바늘, 면도기, 손톱깎이 등 혈액이 노출될 가능성이 있는 기구는 함께 사용해서는 안 되며, 성관계를 통하여 전염될 가능성이 있으니 주의가 필요하다. 하지만 가벼운 포옹이나 식사 등 통상적인 일상생활 등으로는 전파 확률이 극히 낮다.

만성 C형 간염

만성 C형 간염은 C형 간염 바이러스에 의한 감염이 6개월 이상 지속되는 만성화된 감염성 질환으로, C형 간염 바이러스에 감염된 환자의 혈액이나 체액에 의해 감염된다. C형 간염 바이러스의 전파 경로는 성적인 접촉이나 수혈, 혈액을 이용한 의약품, 오염된 주사기의 재사용, 침을 맞거나 피어싱, 문신을 새기는 과정 등이다.

이러한 경로로 C형 간염 바이러스가 혈액 내로 침입하면, 주로 간세포 속에 자리 잡게 된다. C형 간염 바이러스에 감염되면, 70~80%

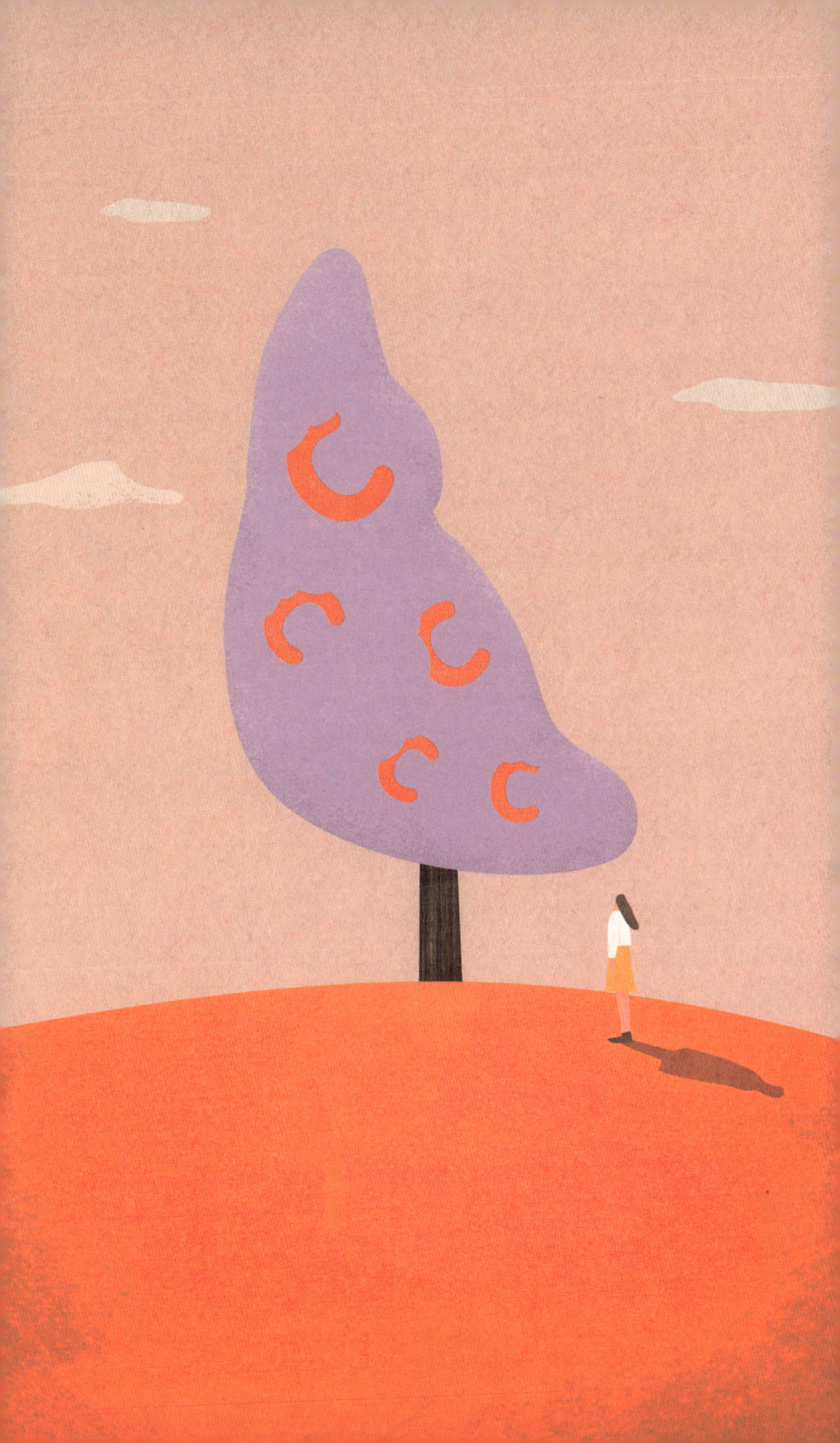

정도에서 바이러스가 제거되지 않고 체내에 남아 있으면서 간세포들이 손상되면서 만성 C형 간염으로 이행된다.

C형 간염의 1차 검사는 C형 간염 바이러스에 대한 항체 검사이다. C형 간염 바이러스 항체가 양성인 경우는 감염 유무를 확인할 수 있는데, 과거 감염 후 자연 회복되었거나 치료하여 없어진 경우에도 양성으로 나타날 수 있다. 그러므로 확진을 위해서는 C형 간염 바이러스를 직접 확인하는 HCV RNA 검사를 통해 진단할 수 있다.

C형 간염은 유전자형에 따라 치료 기간과 반응이 다르기 때문에, C형 간염이 확진되면 치료 계획 수립을 위하여 치료 전 유전자형 검사를 진행한다. 또한 만성 C형 간염은 간세포암의 고위험군이므로, 간세포암의 발생 여부를 감시하기 위하여 정기적으로 혈액을 이용한 간세포암 표지자 검사와 복부 초음파 검사 시행이 필요하다.

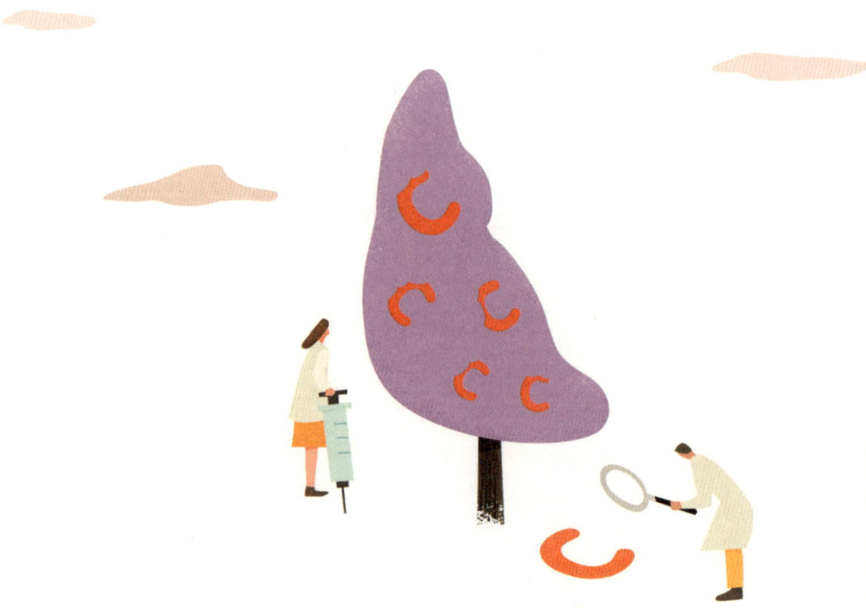

최근 개발된 경구 항바이러스제를 이용하여 만성 C형 간염 환자의 대부분에서 완치를 기대할 수 있게 되었다. 간경변증 동반 여부, 이전 인터페론 치료 여부 등을 종합적으로 고려하여 항바이러스제 종류와 치료 기간을 결정한다.

만성 C형 간염 환자에서 자연적으로 바이러스가 제거되는 경우가 드물며, C형 간염 바이러스에 의해 간세포의 손상과 재생이 반복되어 간섬유화의 진행, 간경변증 및 간세포암 등 심각한 합병증이 발생할 수 있으므로 반드시 적극적인 치료를 통해 C형 간염 바이러스를 제거하는 것이 필요하다. 과거와 달리 경구 항바이러스제 치료를 완료한 대부분의 환자에서 C형 간염 바이러스가 완전히 제거되고, 간경변증 및 간세포암의 발생률을 낮출 수 있으므로, 전문의와 상담을 통해 적극적인 치료가 꼭 필요하다.

C형 간염 바이러스에 대해 백신을 개발하려는 다양한 노력이 계속되고 있으나, 현재까지 유효한 백신이 없는 실정이다. 따라서 예방을 위해서는 감염 경로를 차단하는 것이 유일하므로, 혈액이나 체액을 통하여 C형 간염 바이러스에 감염되지 않도록 각별히 주의가 필요하다. 성적 접촉을 통하여 전염될 가능성이 있으니 주의가 필요하다. 반드시 1회용 주사기를 사용해야 하며, 문신 또는 피어싱을 할 때는 1회용 또는 철저히 멸균된 도구를 사용하고, 면도기, 손톱깎이 등의 기구의 공동 사용을 피해야 한다.

04

명의와 함께 하는 간경변증 관리

박준용 연세암병원 간암센터 교수(소화기내과)

간경변증은 쉽게 말하면 간이 딱딱하게 굳어지는 것을 가리킨다. 간염 바이러스나 술, 약제, 비만 등으로 인해 만성 간염 상태가 지속되면서 간세포가 파괴되어 섬유화가 진행되고 재생결절들이 생기면서 간의 점진적인 기능 저하를 초래하는 상태이다. 말랑말랑해야 할 간이 딱딱해지는 것은 그만큼 간의 상처가 깊어졌음을 의미한다.

간경변증, 너는 누구니?

간경변증의 실체를 찾아가 보자. 먼저 피부를 생각해 보면 이해하기 쉬운데, 상처가 나거나 염증이 생기면 한동안 쓰리고 아프다가 아물기 시작한다. 상처가 아물 때 흔히 생기는 것이 '딱지'다. 딱지는 피부에 침투한 나쁜 균이 우리 몸의 면역체계에 의해 소탕된 것을 의미한다. 딱지가 떨어지면 그 밑으로 새살이 차오르는 모습이 보인다. 처음 한두 번은 이렇게 피부에 상처가 나도 잘 아문다. 하지만 처음이라도 상처가 아주 깊었거나 작은 상처라도 오랜 세월에 걸쳐 반복적으로 났고 아물기를 여러 차례 반복하게 되면 흔적이 남는다. 주변의 정상적인 피부와는 색깔도 다르고, 때로는 피부가 오그라들어 보기 싫은 흉터로 변하거나 원래의 피부 기능을 상실하기도 한다.

간경변증이 생기는 과정도 이와 유사하다. 간은 워낙 재생력이 뛰어난 장기라 처음 한두 번은 간에 상처가 나도 쉽게 아물 수 있지만, 오랜 세월 반복적으로 상처가 나거나 염증이 생기면 피부의 흉터처럼 더는 재생할 수 없는 상태가 될 수 있다. 정상적인 간세포가 죽고, 새로운 간세포가 생기지 않기 때문에 그 자리는 마치 타이어 고무처럼 질기고 딱딱한 상태로 변하게 된다. 이처럼 말랑말랑한 간이 더는 재생을 못 하고 딱딱한 타이어처럼 변하는 것을 '간경변증'이라고 한다. 그 과정에서 간의 표면이 울퉁불퉁해진다. 모양만 딱딱하고 울퉁불퉁해지는 것이 아니라 간에 흉터, 즉 딱딱해진 부위가 넓어지면

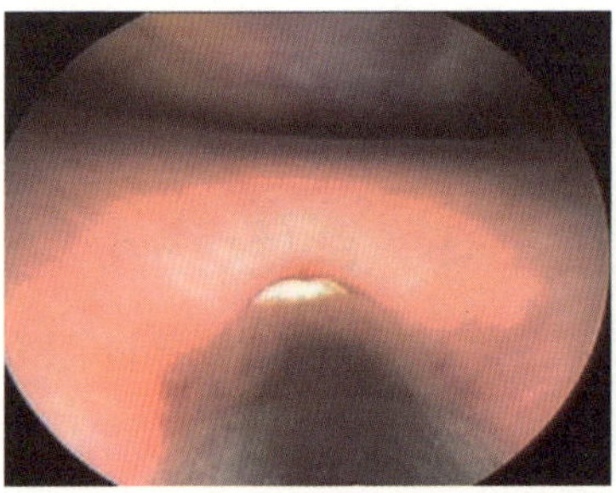

건강한 간

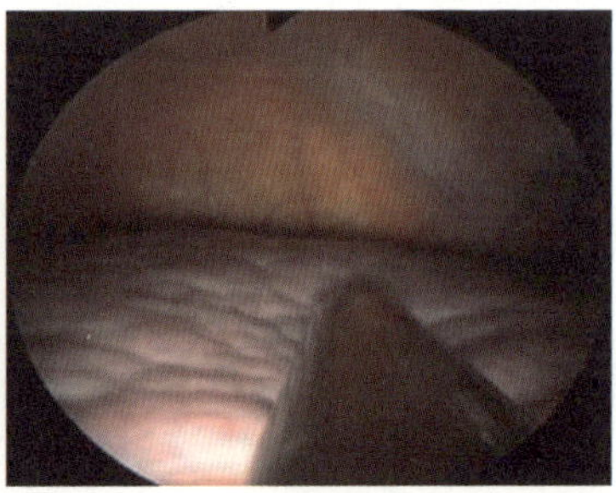

간경변증

질서정연하던 간이 위축되고 뒤틀리게 되면서 간 내의 혈액순환에 이상이 생기고, 간이 기능을 제대로 수행할 수 없게 된다.

간경변증의 두 얼굴, 대상성 간경변증 vs. 비대상성 간경변증

간이 굳어 가는 것은 간이 늙어 가는 과정이라 할 수 있다. 사람은 누구나 늙듯이 간도 오랜 세월 쉴 새 없이 일하다 보면 조금씩 늙을 수밖에 없다. 다만, 간이 외부로부터 지속적인 자극을 많이 받아 손상을 입으면 자기 신체 나이에 비해 더 빨리 늙어 버린다는 것이 문제다. 간이 늙으면 늙을수록 그만큼 간이 해야 할 고유의 일을 처리하지 못하기 때문이다. 그런데 한 번 늙은 간을 다시 예전처럼 말랑말랑한 젊은 간으로 완벽하게 되돌리기는 힘들지만, 더 이상 늙지 않게 잘 관리하면 생활하는 데 큰 문제가 없다.

이처럼 간경변증 초기 상태, 즉 간의 노화 정도가 심하지 않은 상태를 '대상성 간경변증'이라 한다. 반면 간이 너무 굳고 늙으면 간이 제 기능을 하지 못하면서 몸 전체에 영향을 미치게 된다. 생명을 유지하는 데 꼭 필요한 기능들을 수행하지 못하면 생명을 위협하는 치명적인 합병증들이 생기기도 하는데, 이처럼 노화의 정도가 심해 회복하기가 힘든 간경변증을 '비대상성 간경변증'이라 한다. 이는 흔히 '간경변증 말기'라고도 표현하는데, 예후가 매우 불량하여 세심한 치료와 관리가 요구된다. 하지만 비대상성 간경변증이라 해서 바로 포기할 상

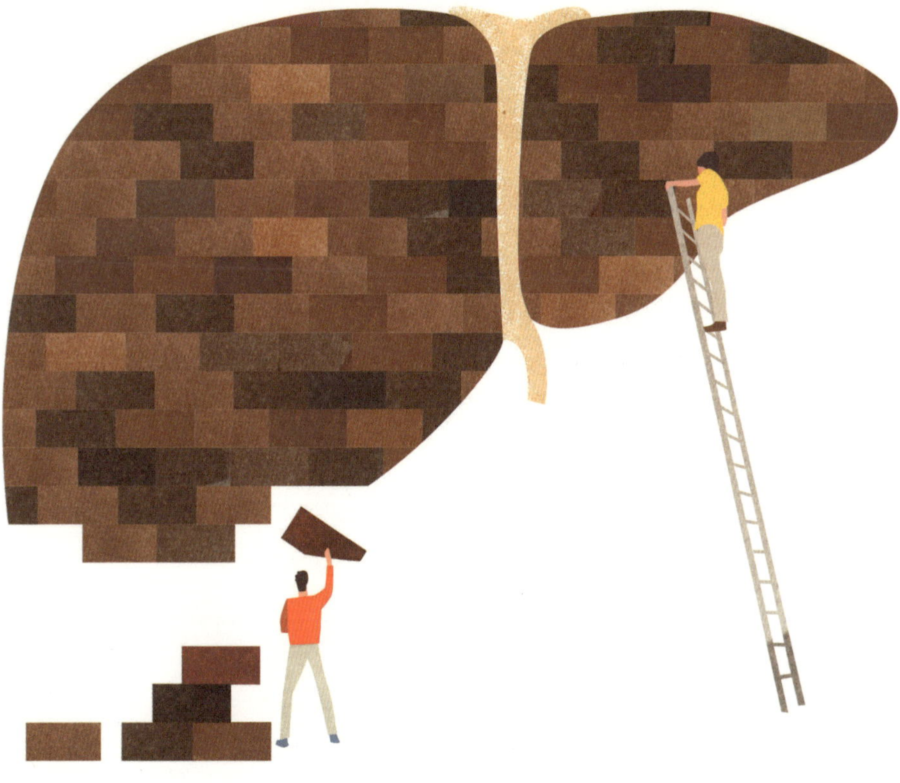

황은 아니다. 간의 노화가 상당히 진행된 비대상성 간경변증 상황에서도 원인 질환 및 합병증을 잘 치료하면 어느 정도 기능을 회복할 수 있다. 물론 상황에 따라서 다를 수는 있다. 무엇보다 중요한 것은 간경변증이라고 진단을 받았더라도 실망하고 포기할 것이 아니라 희망을 갖고 잘 관리하는 것이 매우 중요하다.

간경변증 초기에는 증상이 나타나지 않기 때문에 정기적으로 간 기능을 체크하지 않으면 간경변증을 조기에 찾아내기가 여간 어렵지 않다. 일반적으로 간경변증 초기 증상은 만성 간염과 비슷하다. 간은 '인체의 화학공장'이라 할 만큼 단백질 합성, 각종 대사 작용, 해독 작용과 면역 기능을 담당하고 있다. 간이 굳어지면 이러한 기능들을 원활하게 수행하지 못하기 때문에 쉽게 피곤해지고, 소화불량, 식욕부진, 구토, 메스꺼움, 복통 등 소화 관련 증상들이 나타날 수 있다. 또한 먹은 것을 제대로 소화시키지 못하고, 필요한 영양소를 만들지 못하기 때문에 기력이 떨어지고, 이런 상태가 지속되면 체중이 약간 감소하기도 한다.

간경변증 초기에는 간의 보상 능력이 좋아 정상 간 기능을 유지할 수 있다. 하지만 간경변증이 진행되면 이러한 증상들은 정도가 더욱 심해질 수 있다. 소변 색깔이 진해지고, 황달이 나타나며, 잇몸이나 코에서 피가 자주 나고 쉽게 멈추지 않는다. 목이나 가슴에 거미 모양의 혈관종이 생기기도 한다. 또한 간에서 호르몬의 균형을 잡아주는 역할을 제대로 하지 못하기 때문에 남성은 가슴이 여성처럼 부풀어 오르거나 고환이 작아지기도 하고, 여성은 월경이 불순하거나 없어지기도 한다.

간경변증으로 인해 합병증이 생기면 더욱더 심각한 증상들이 발생한다. 간경변증 때문에 간의 구조가 뒤틀어지고 흉터가 생기면 혈관이 눌려 혈액순환이 잘 안 돼 여러 가지 합병증이 나타난다. 비장이 커지기도 하고, 배에 복수가 차오르거나, 다리가 붓기도 한다. 식도-위 정맥류와 같은 합병증이 생기면 혈관이 터져 갑자기 피를 토하거나 혈변, 흑색변을 보게 되며 응급실로 내원하는 환자도 있다.

간경변증은 초기에는 이렇다 할 증상이 없다가 거의 간 전체가 돌처럼 딱딱해지는 말기가 되어서야 증상을 보이는 경우가 많다. 이처럼 합병증으로 인한 증상이 나타나면 상당히 위험한 단계인데, 만성 간질환 환자들은 병이 진행하기 전에 정기적으로 간 기능을 점검하는 것이 중요하다.

간경변증을 진단하기 위한 검사

앞서 언급했듯이 간경변증은 초기에는 아무런 증상이 없기 때문에 진단이 쉽지 않다. 하지만 간경변증을 제대로 치료하기 위해서는 어떤 원인에 의해서 간경변증으로 진행을 했고, 현재의 진행 상태는 어떤지를 정확히 파악해야 한다.

병력 청취와 신체검사

간 기능이 저하되면 일반적으로 나타나는 증상들이 있다. 또한 간질환은 가족력이나 음주 습관 등과도 무관하지 않으므로 먼저 자세한 문진과 함께 신체에 간경변증 증상이 나타났는지 확인하는 것이 일반적이다. 보통 간 기능이 떨어지면 피로감, 식욕부진, 복부 팽만감, 소화불량, 복통, 황달, 붉은색 소변, 다리 부종, 복수, 코나 잇몸, 위장관 출혈, 성욕 감퇴 등의 증상이 나타날 수 있다.

본격적인 검사를 하기 전에 간경변증을 의심할 만한 이러한 병력이 있었는지 확인하고, 신체검사를 통해 실제 간경변증을 의심할 만한 징후가 있는지 확인한다. 간이 부어 오른쪽 갈비뼈 아래에서 덩어리처럼 만져질 수 있고, 피부 특히 가슴에서 빨간 거미와 같은 작은 반점들이 보일 수도 있다. 또한 간경변증으로 인해 피부와 눈의 흰 부분이 노랗게 변해 있거나 다리가 부어 있거나 손바닥이 빨개지는 증상 등이 나타날 수 있다.

혈액검사

혈액검사는 간경변증을 진단하는 데 필요한 아주 기본적인 정보들을 제공한다. 즉, 간 기능을 평가할 수 있는 간효소 수치, 혈액 단백질/알부민, 빌리루빈 수치, 응고인자 등을 통해 간경변증의 가능성을 알아볼 수 있다. 하지만 간경변증 초기에는 혈액검사만으로는 간경변증을 확진하기는 어렵다.

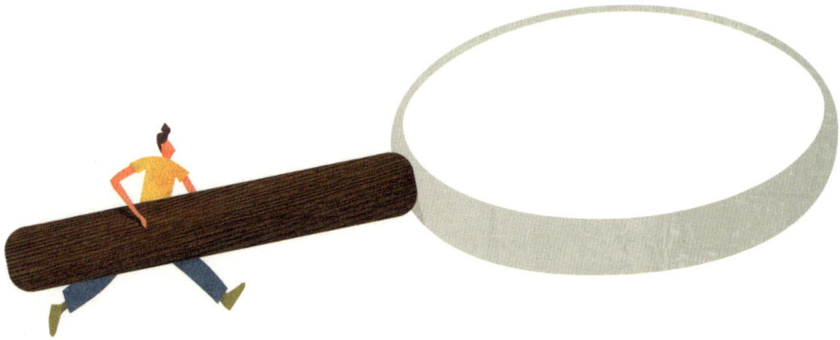

간효소 수치 확인: 보통 간에 염증이 생기면 간효소 수치(ALT, AST 등)가 정상 수치에 비해 올라가 있다. 이는 간세포가 파괴됨을 뜻한다. 그런데 간경변증으로 진행하는 경우 이미 많은 간세포가 파괴되어 더 이상 파괴될 세포가 남아 있지 않아 오히려 간효소 수치가 정상이나 낮게 나오는 경우가 종종 있다. 그래서 간효소 수치만으로 간경변증 여부를 알아내는 데는 한계가 있으며, 간효소 수치가 정상이라고 해서 안심할 수 있는 것은 아니다.

알부민과 빌리루빈: 알부민은 간이 만들어 내는 주요 단백질 중 하나이고 빌리루빈은 황달을 반영하는 수치이다. 따라서 알부민은 수치가 낮을수록 간에서 충분한 단백질을 만들어 내지 못하는 것을, 빌리루빈은 수치가 높을수록 황달이 진행하고 있다는 것을 뜻한다. 간경변증 정도가 심각하지 않은 대상성 간경변증일 때는 정상적으로 자

기 할 일을 하는 간세포가 비교적 충분하기 때문에 알부민과 빌리루빈 수치가 대개 정상 범위에서 크게 벗어나지 않는다. 하지만 간경변증이 많이 진행된 비대상성 간경변증에서는 이미 상당수의 간세포가 파괴된 상태이므로 알부민이 감소하거나 빌리루빈이 증가하게 된다. 이처럼 알부민과 빌리루빈 수치로 간세포가 어느 정도 남아 있고, 간 기능이 어느 정도 유지되고 있는지를 평가할 수 있다.

프로트롬빈 시간(PT: Prothrombin Time)**:** 간에서는 혈액 응고에 필요한 단백질도 만들게 되는데 간이 딱딱하게 굳게 되면 혈액이 응고되는 시간이 길어진다. 이 혈액 응고 시간을 측정하는 검사가 바로 '프로트롬빈 시간' 검사이다. 알부민과 빌리루빈 검사와 함께 간 기능을 알아보는 데 중요한 단서를 제공해 주는 검사로, 간 기능이 떨어지면 가장 예민하게 반응을 한다.

혈소판: 혈소판은 혈액을 응고시키거나 멎게 하는 데 중요한 역할을 하는 피 성분이다. 간경변증으로 진행하면 간이 딱딱하게 굳어 혈액순환에 장애가 오고 이로 인해 비장이 커지게 되고, 이 비장 안에 혈소판이 갇혀서 빠져나오지 못하므로 혈액에 혈소판 수치가 낮게 나온다. 혈소판 수치가 낮게 나온다면 간경변증이 아닌지 의심해 볼 필요가 있다.

좀 더 확실하게 간경변증을 진단하고 평가하기 위한 검사

간경변증을 더욱 정확하게 진단하고 평가하는 검사로는 복부 초음파, CT(컴퓨터단층촬영술) 등 영상으로 간을 관찰하고 판단할 수 있는 검사가 있고, 침습적인 간조직 검사, 비침습적 검사로 간섬유화 스캔 검사 등이 있다.

복부 초음파 검사: 비교적 검사 비용이 저렴하고 간의 형태와 위치, 표면 상태 등을 관찰할 수 있어 간경변증 초기 진단에 많이 사용되는 검사다. 간경변증일 경우 간의 구조가 뒤틀어져 있고, 간 표면이 울퉁불퉁하기 때문에 초음파상 영상이 매끄럽지 않게 나온다. 또한 초음파 검사를 통해 복수 유무도 함께 확인할 수 있다

CT 촬영: 조음파 검사보다 간의 상태를 좀 더 선명하게 볼 수 있는 검사법이다. 하지만 CT 촬영 시 조영제를 사용하기 때문에 초음파 검사법이 좀 더 일반적으로 사용된다.

간조직 검사: 간조직 검사는 가장 확실하게 간경변증을 진단할 수 있는 검사이다. 간경변증 여부를 확실하게 알기 어렵고 혈액검사 등으로 원인 규명이 어려울 때 시행하게 된다. 긴 바늘을 피부를 통해 직접 간으로 넣어 간조직을 채취해 간경변증의 원인과 간이 어느 정도 굳어 있는지를 검사하는 것이다.

간섬유화 스캔 검사: 초음파 기계의 원리를 이용한 간섬유화 스캔(Fibroscan)은 간조직 검사와 달리 비침습적이고 간편하게 시행해 볼 수 있는 검사 방법이다. 간이 굳은 정도를 객관적인 숫자로 정량화함으로써 정확하고 자세하게 간섬유화 정도를 평가해 줄 수 있다.

내시경 검사: 간경변증으로 진행하면 간이 딱딱하게 굳어 혈액순환에 장애가 오고 이로 인해서 식도-위 정맥류가 발생할 수 있다. 따라서 그 발생과 진행 정도를 확인하기 위해 대상성 간경변증 환자에게는 2~3년 간격으로, 비대상성 간경변증 환자에게는 1~2년 간격으로 내시경 검사를 시행할 것을 권장한다. 단, 내시경 검사의 간격은 간질환의 원인과 진행 정도에 따라 변경될 수도 있다

간경변증 치료와 관리

간경변증이 진행되면 원래의 정상 간으로 회복되기는 어렵다. 하지만 원인에 대해서 적절한 치료를 잘 유지하면 간경변증의 진행을 막아 심각한 상태로 진행되지 않게 할 수 있다. 즉, 이미 간의 기능이 약해져 있는 상태이므로 더 이상 건강한 간세포가 죽지 않도록 관리하고 간경변증이 악화되지 않도록 하는 것이 무엇보다 중요하다.

또한 간경변증이 악화되면 생명을 위협하는 여러 가지 무서운 합병증이 동반되는데, 이러한 합병증을 예방하고 치료하는 것 역시 간

경변증 치료의 중요한 목적이다. 무엇보다 좋은 생활습관을 유지하고, 과학적으로 입증되지 않은 성분의 생약제 혹은 민간요법을 피하며, 본인의 간경변증 상태를 정확히 파악하여 적절한 치료를 받을 수 있도록 전문의와 상의하는 것이 중요하다.

간경변증을 치료하는 기본 원칙

앞서 언급한 대로 간경변증을 유발한 원인(바이러스 간염, 알코올 등)을 찾아 원인 치료를 하는 것이 기본 원칙이다. 합병증이 동반되었을 때는 합병증의 종류에 따라 적절한 치료를 병행하게 되며 간에 무리를 주는 일을 삼가고 간세포가 더 이상 파괴되지 않도록 관리해야 한다. 간은 재생력이 뛰어나 제한된 범위 내에서 스스로 손상된 부위를 치료하기도 하며 어느 정도까지는 죽은 세포를 새로운 건강한 세포로 대치할 수 있는 강한 장기다. 따라서 간경변증을 일으킨 원인을 제거해 더 이상 간이 손상되는 것을 막는다면 간 기능이 호전될 뿐만 아니라 정상적인 생활을 하는 것도 얼마든지 가능하다. 예를 들어 알코올성 간염에 의한 간경변증일 경우에는 금주와 균형 있고 적절한 영양 상태 유지가 필요하며, 바이러스성 만성 간염에 의한 간경변증일 경우에는 바이러스 간염의 치료가 필요하다.

정기적으로 검사를 받는다

간경변증은 초기에 발견해 일찍부터 잘 관리하면 평생 큰 위기

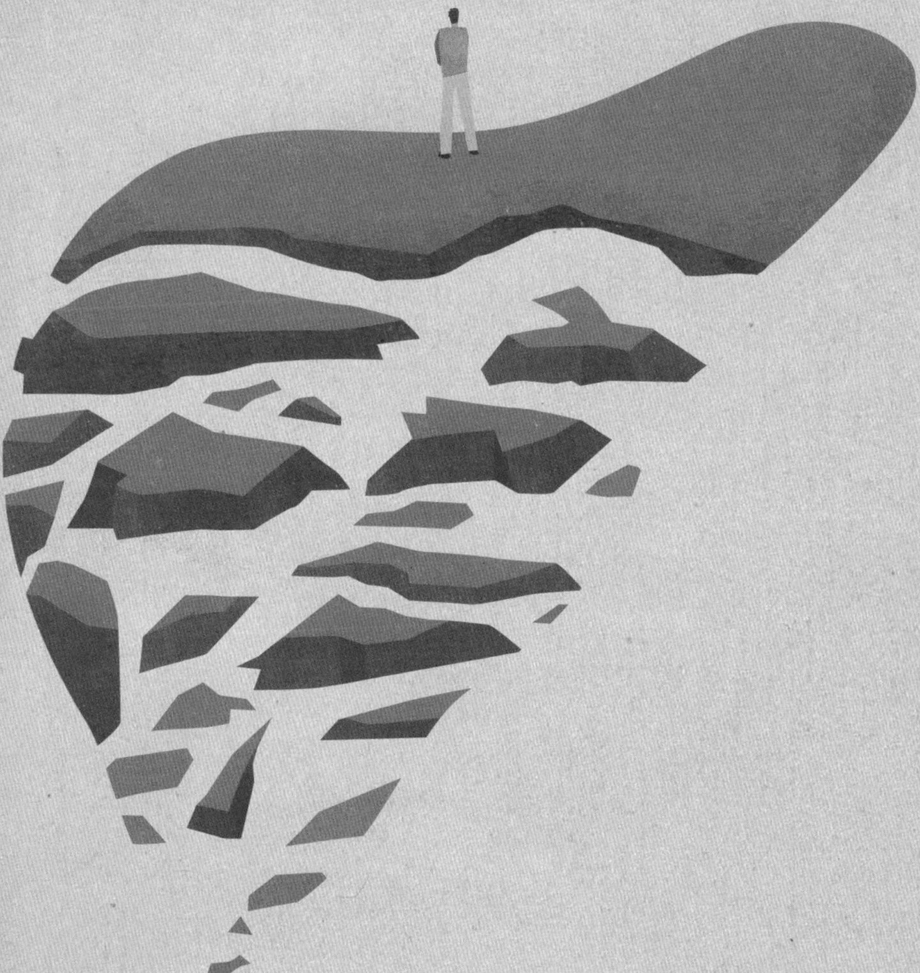

없이 건강하게 살 수 있다. 그렇지만 간이 많이 손상된 후에는 관리를 열심히 해도 잘 좋아지지 않고, 복수 혹은 정맥류 등의 합병증이 생길 가능성이 커진다. 따라서 간경변증이 생길 위험 요인을 갖고 있을 경우 정기적으로 검사를 해서 조기에 징후를 잡아내는 것이 중요하다. 보통 간경변증으로 진단을 받은 후에는 3~6개월마다 한 번씩 검사를 받아 변화된 상태와 진행 속도 등을 체크해야 한다. 또한 간경변증은 간암으로 진행할 확률이 높기 때문에 주기적으로 초음파와 혈액검사를 시행해 간암을 조기에 발견해야 불행한 사태를 막을 수 있다.

술을 마시지 않는다

간경변증 환자들에게 술은 '독'이나 마찬가지다. 알코올이 원인이 된 간경변증은 물론 간염 바이러스가 원인이 되어 발생한 간경변증, 기타 원인에 의한 간경변증 모두 절대 술은 금해야 한다. 간이 딱딱해져 가고 있는 상태에서 술을 마신다는 것은 불에 기름을 붓는 것과 다름없다. 어떤 사람들은 약한 술, 몸에 좋은 술을 조금씩 하는 것은 괜찮지 않냐는 질문을 많이 한다. 하지만 간경변증 환자에게 좋은 술, 마셔도 괜찮은 술은 없다. 간이 굳어지고 있다는 것은 이미 간 기능을 많이 상실한 것이므로 더 이상 간이 굳지 않게 하려면 금주가 필수다.

균형 잡힌 식사를 한다

간경변증 환자들은 간 기능이 많이 떨어져 있는 상태이므로 영양 불균형이 초래되기 쉽기 때문에 균형 잡힌 식사를 하는 것이 중요하다. 적정량의 질 좋은 단백질과 탄수화물을 섭취해 몸에 필요한 에너지와 영양소를 골고루 섭취할 수 있도록 해야 한다. 단, 간경변증이 심할 경우 단백질을 너무 많이 섭취하면 간성뇌증이라는 합병증이 발생할 수 있어 주의가 필요하다. 그렇더라도 간경변증 환자는 영양 장애가 대부분 동반되므로 단백질을 적절히 섭취해야 한다. 단지 간경변증이 심해 간성뇌증이 발생했을 경우에는 단백질을 제한하는 것이 원칙이다. 소화를 돕는 담즙도 충분히 분비되지 않아 소화가 잘 안 되므로, 위에 자극을 주는 맵고 짠 음식, 소화가 잘 안 되는 질기거나 단단한 음식을 피하는 것이 좋다. 식사는 규칙적으로 하며, 한꺼번에 많은 양의 음식을 먹지 않도록 조심한다.

마음을 편안히 하고 긍정적인 마음을 갖는다

스트레스는 간에 상당히 많은 영향을 미친다. 물론 현대인이 스트레스를 받지 않고 살기란 상당히 어렵지만, 현대인을 괴롭히는 대부분의 병이 스트레스에서 기인한다고 해도 무리가 아닐 정도로 스트레스는 우리 몸의 면역체계를 교란시키고, 기능을 약화시키는 주범이다. 되도록 스트레스를 풀어 지속적으로 쌓이지 않게 노력해야 한다. 특히 간경변증 환자는 심리적으로 많이 위축되고 심한 불안감을 느끼는 경우가 많다. 이렇게 마음이 불안하면 간은 더 민감해지고 약해지기 때문에 간경변증을 효과적으로 치료하기가 더욱 어려워질 수 있

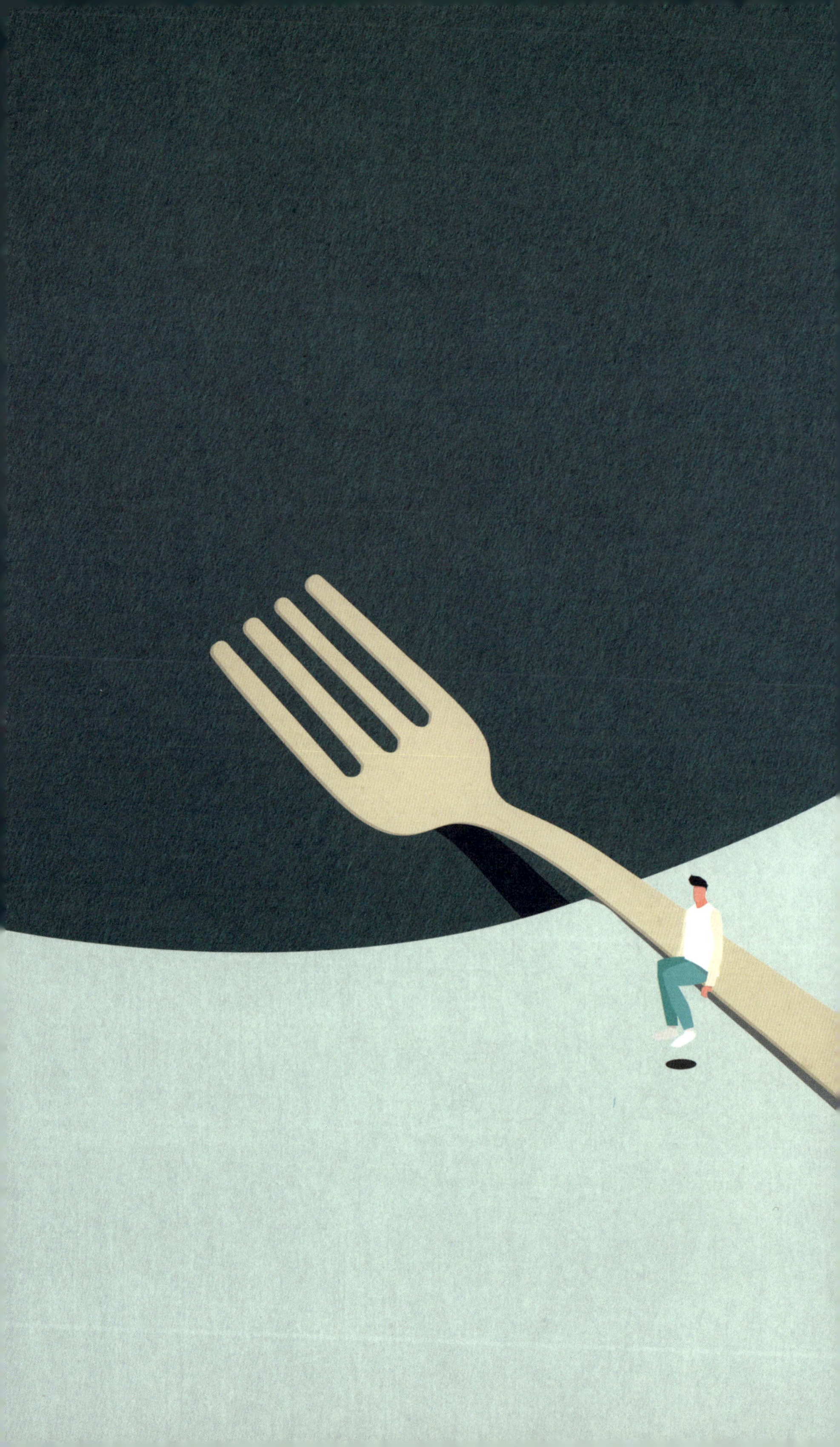

다. 간경변증 역시 노력하기에 따라 충분히 고칠 수 있는 병이라 믿고 마음을 편안하게 갖도록 한다.

몸에 좋다고 아무거나 먹지 않는다

주위에서 간에 좋다는 민간요법들을 많이 들어 봤을 것이다. 인진쑥, 돌미나리, 신선초, 영지버섯, 미나리, 녹즙 등 일일이 수를 헤아릴 수도 없이 많은 민간요법이 간경변증 환자, 보호자들의 귀를 현혹하고 있다. 하지만 간에 좋다고 하는 음식들 역시 결국에는 간에서 처리해야 하는 성분이 매우 많이 들어 있는 경우가 많다. 아무리 간에 좋은 음식이라도 간에 부담을 주는 성분이 많으면 많을수록 약이 아니라 간을 해치는 독이 될 가능성이 크다. 물론 이러한 민간요법으로 효과를 본 사람들도 분명 있겠지만, 문제는 똑같은 민간요법을 사용하더라도 사람에 따라 효과가 다르게 나타날 수 있다는 것이다. 즉, 어떤 사람에게는 약이 되는 것이 다른 사람에게는 해가 될 수도 있다. 누가 먹고 나았다고 해서 나 역시 그것을 먹으면 낫는다는 보장은 없다. 누가 먹고 나았기 때문에 무조건 따라 하는 것만큼 위험한 일도 없을 것이다. 약을 쓸 때는 무작정 쓰는 것이 아니라 환자의 잔여 간 기능에 따라 예상되는 위험성을 고려해서 환자와 지속적인 피드백을 하면서 치료를 해야 한다. 이런 과정과 절차가 생략된다면, 혹시 있을지도 모르는 위험에 대해서 아무도 보장할 수가 없다. 따라서 성분을 알 수 없는 민간요법은 어떤 경우에는 병들어 있는 간에 더

안 좋은 영향만 미쳐 간경변증을 악화시킬 수 있다는 것을 항상 명심해야 한다.

합병증이 생겼을 때의 치료

간경변증으로 인해 발생할 수 있는 합병증은 이로 인해 병원에 입원해야 하고, 심하면 생명을 앗아갈 수도 있는 무서운 것들이므로 일단 합병증 증상이 나타나면 악화되지 않도록 치료 및 관리가 필요하다. 합병증이 생겼다는 것은 이미 간이 꽤 많이 손상되어 제 기능을 하지 못하는 상태를 의미하므로 절대 방심해서는 안 된다. 간경변증으로 인해 생길 수 있는 합병증의 종류와 치료법은 다음과 같다.

복수

'복수'는 배에 물이 차는 것을 말한다. 복수는 간이 굳음으로써 발생한 문맥고혈압과 간 기능 저하로 인한 알부민 부족으로 발생한다. 환자가 느끼는 증상은 평소와 달리 배가 부르고 복부 팽만감을 느끼게 된다.

복수가 발생하면 우선 스트레스를 피하고 안정을 취하며 염분을 제한해야 한다. 싱겁게 먹고 국물류는 소량만 먹고 절인 음식은 피해야 한다. 이러한 방법만으로도 상당한 효과를 볼 수 있다. 이와 같은 식이요법으로도 충분하지 않을 때는 알부민을 보충하고 이뇨제를 투여해야 한다. 복수가 심해서 이뇨제로 조절이 잘 안 되거나 복수에 염증이 생긴 복막염이 의심될 때는 배에 주삿바늘을 찔러 인위적으로 물을 뽑아내는 복수천자 등을 통해 진단 및 치료를 할 수 있다. 즉, 복수가 오래 지속되면 마치 고여 있는 물은 썩듯이 복수에 염증이 생겨 복막염이 생길 수 있다. 이러한 경우를 자발세균 복막염이라고 한다. 복수가 있고 열이 나며, 복통 등의 증상이 있으면 이를 의심해야 한다. 이 경우에는 입원 치료 및 고용량의 항생제를 투여해야 한다.

간성뇌증

간은 우리 몸에서 발생한 유독물질을 제거하는 주요 기능을 한다. 간 기능이 떨어져 유독물질을 제대로 해독하지 못하면 일부가 뇌혈관을 통해 뇌로 가게 되고 이로 인해 뇌 기능을 저하시켜 심하면 혼수까지 일으킬 수 있는데, 이를 간성뇌증이라고 한다. 증상이 경한 경우에는 도취감, 경한 정도의 의식 및 수면 장애 등이 나타나지만 점진적으로 혼수의 정도가 깊어지고 무기력해지며, 이상한 행동과 함께 앞뒤가 안 맞는 말을 하고, 심한 경우 깊은 혼수상태로 빠져서 강한 자극에도 반응하지 않게 된다. 간성혼수가 심해지면 사망할 수 있으므로 초기에 발견하여 적극적으로 치료해야 한다.

간성뇌증의 유발인자로는 위장관 출혈, 감염, 변비, 단백질 과다 섭취, 탈수, 신기능 장애, 전해질 불균형, 향정신성 약물 복용, 급성 간기능 손상 등이 있다. 간성뇌증의 치료는 일단 원인을 분석하여 교정하는 것이 가장 우선이고 중요하다. 즉, 간성뇌증의 유발인자를 먼저 확인하고 이를 우선적으로 교정해야 한다. 예를 들어 변비가 있으면 변비를 해결하고, 출혈이 있으면 지혈하고, 탈수가 있으면 수분을 보충하고, 염증이 있으면 염증을 치료하는 것이 우선이다. 만일 출혈이나 염증이 있어서 간성혼수가 오는 경우 곧바로 입원 치료해야 하며, 혼수 정도가 심한 경우에도 입원 치료가 필요하다.

식도-위 정맥류 출혈

간경변증이 동반된 환자에서 위내시경을 보면 식도와 위의 혈관이 꽈리처럼 부풀어 오른 정맥류를 종종 관찰할 수 있다. 이것은 간이 딱딱하게 굳어져 피가 간으로 잘 통하지 못해 식도나 위에 있는 혈관으로 우회하게 되고 이 혈관이 확장되게 되는 것이다. 간경변증 정도가 심할수록 정맥류의 정도가 심해지고 정맥류가 파열될 가능성이 커진다. 정맥류 출혈은 혈관이 터져서 피가 흐르는 것인데, 출혈이 심하면 생명을 잃을 수도 있는 사망률이 매우 높은 합병증이므로 응급치료와 적극적인 예방이 필요하다. 정맥류 출혈 치료는 약물요법, 내시경으로 혈관을 묶는 결찰요법, 약물을 직접 정맥류에 주입하여 굳히는 경화요법 등이 주로 사용되고 있다. 정맥류 출혈을 예방하기 위해서는 과격한 운동, 무거운 물건을 드는 등의 힘든 일들은 자제하는 것이 좋다. 또한 문맥압을 낮추는 약제를 투여하기도 한다.

간신증후군

간경변증이 진행되면 종종 신장 기능에도 문제가 발생한다. 신장 자체에 문제가 있어서가 아니라 간경변증으로 인해 체내 수분 균형이 맞지 않게 되고 이로 인해 신장 기능이 약해지는 것이다. 간경변증으로 인해 신장 기능이 아주 나빠진 상태에서 발생하는 질병으로 신부전을 치료할 때 사용하는 보존적 치료를 하기도 하지만 불행히도 효과는 그다지 좋지 않다.

간경변증은 다양한 약물요법, 식사요법으로 진행을 최대한 늦출 수 있지만 근본적으로 간을 원래 상태대로 되돌릴 수는 없다. 따라서 간경변증이 심해져 간 기능이 심각하게 약해지고 반복되는 정맥류 출혈, 이뇨제에 반응하지 않는 복수, 복막염 및 간성혼수가 발생한 경우에는 근본적으로 간을 회복시킬 수 있는 방법을 찾아야 한다.

병든 간을 근본적으로 치료할 수 있는 유일한 방법이 바로 '간이식'이다. 간이식은 병든 간을 떼어 내고, 건강한 간의 일부 혹은 전부를 옮겨 심는 수술로, 생체간이식과 사체 간이식이 있다. 간 기능과 환자의 전신 상태를 종합해 간이식 여부를 결정해야 하는데, 구체적인 시기는 전문의와 충분히 상의하여 결정하는 것이 필요하다.

05

술이 초래한 알코올 간질환, 그 예방부터 치료까지

김승업 연세암병원 간암센터 교수(소화기내과)
이혜원 연세암병원 간암센터 교수(소화기내과)

신의 물방울로도 불리는 술은 삶의 향신료인 동시에 절제의 미덕을 잃으면 사고와 질병을 초래하는 양날의 칼이다. 하이드록시기(-OH)가 탄소 원자에 결합된 유기 화합물인 알코올 때문인데 이를 과도하게 반복적이고 장기적으로 섭취할 때 손상되는 대표적인 장기 중 하나가 바로 '간'이다.

음주로 인해 발생하는 알코올 간질환은 알코올 지방간, 간염, 간경변증 및 간세포암(이하 간암) 등 다양한 스펙트럼으로 나타나는 질환군이다. 즉 간이 손상되는 정도도 단계별로 다양한 양상을 보이며, 한 사람에게서 동시에 나타날 수도 있다. 우선 알코올 지방간은 만성적인 음주가 원인인데 장기간 과음하는 사람들의 약 80~90%에서 발생할 정도로 흔한 질병이다. 만일 지방간 상태에서 술을 끊을 수 있으면 정상 간으로 회복할 수 있다. 하지만 지속적으로 매주 400g 이상의 알코올을 섭취하면 지방간 환자의 30% 정도가 간경변증으로 진행한다.

한국인의 고위험 음주율이 증가하고 있다

WHO 통계자료에 따르면, 15세 이상 한국인 1인당 연간 알코올 소비량은 1970년대부터 조금 감소한 이후 최근 10년간은 크게 변화가 없었고, 2019년 한국의 연간 알코올 소비량은 1인당 8.7ℓ로 전 세계적으로 비교했을 때 높은 수준에 해당한다.

2018년 기준으로 고위험 음주율(1회 평균 음주량 여성 5 표준 잔 이상, 남성 7 표준 잔 이상 음주, 주 2회 이상)은 남녀 모두 증가하였으며, 특히 여성에서의 증가율이 높다. 또 사회생활이 왕성한 30~40대에서 고위험 음주율이 높다.

알코올 섭취량이 문제다

알코올 간질환의 발생 기전에서 가장 중요한 요인은 섭취한 알코올의 양이다. 알코올 지방간은 대부분의 만성 음주자에게 동반되지만, 알코올 간질환은 만성 음주자 중 일부에서만 발생한다. 질병이 발생하는 원인에는 유전적 요소(알코올 대사 효소의 유전적 다형성 및 알코올 간 손상에 대한 유전적 감수성)와 환경적 요소(성별, 비만, 동반된 바이러스 간질환 등)가 모두 영향을 미치기 때문이다.

알코올 간질환을 일으키는 최소 알코올 섭취량은 하루 40~80g으로 알려졌지만, 여성이나 만성 바이러스 간염을 동반한 환자는 이

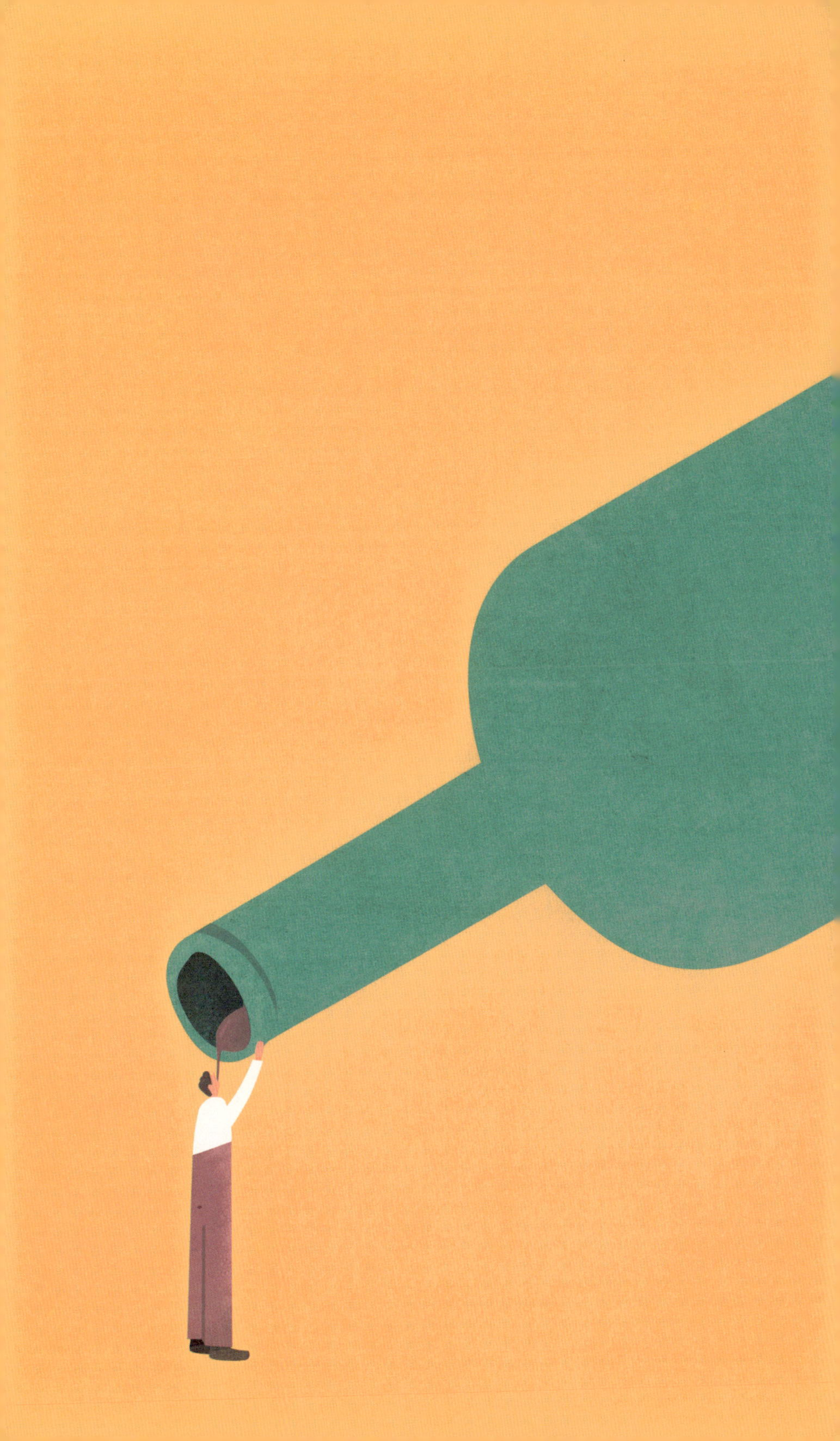

보다 적은 양을 마셔도 발병할 수 있다.

알코올은 간질환 이외에도 여러 가지 문제를 일으킨다

알코올을 과다 섭취하면 간질환 외에도 치매, 뇌병증, 확장성 심근증, 췌장염, 태아 기형, 암 질환 등 다양한 질환이 생길 수 있다. 특히 급성 췌장염은 담도계 결석 질환과 함께 알코올이 주된 원인이다. 예컨대 급성 췌장염의 원인이 미국과 유럽에서는 담석 1위, 알코올 2위지만, 국내 보고에 의하면 급성 췌장암의 원인의 60%가 알코올에 해당한다. 만성 췌장염은 만성 음주 환자가 폭음할 경우, 5~10%에서 발생한다.

국내 연구 결과를 보면 음주가 관련 있을 것으로 추정되는 암종 발생률은 남성 3%, 여성 0.5%다. 종류로는 남성은 후두암(43.3%), 구강암(29.3%), 인두암(25.8%) 순이며 여성은 대장암(4.2%)이 가장 흔하다.

가장 큰 위험인자인 알코올 섭취량 계산하기

알코올 간질환의 발생 위험 요인 중에서는 알코올 섭취량이 가장 중요하다. 알코올 섭취량을 계산하는 방법은 술의 종류, 제조 회사에 따라 조금씩 차이가 난다. 따라서 얼마나 많은 양을 얼마나 오랜 기간 마셔야 지방간이 생기는가에 대해서는 명확한 기준을 제시하기 어렵다.

술에 들어 있는 알코올 양(=술의 양 × 도수(농도) × 0.8 그램)

종류	술의 양(ml or cc)	알코올 농도(%)	알코올 양(g)
백세주	1잔(30cc)	14	3.36
소주	1잔(50cc)	25	10
생맥주	1잔(500cc)	5	20
병맥주	1잔(200cc)	6	9.6
와인	1잔(150cc)	12	14.4
막걸리	1대접(200cc)	6	9.6
샴페인	1잔(150cc)	6	7.2
위스키	1잔(40cc)	40	12.8

사람마다 알코올을 분해하는 능력도 달라 A는 술을 조금 마셨는데도 지방간이 생기는가 하면, B는 매일 폭음하다시피 했는데도 간이 정상인 경우도 간혹 있다. 또 유전적인 배경, 영양 상태, 성별, C형 간염처럼 간질환이 동반되는지 등에 따라 알코올의 간 손상 정도도 다르다. 따라서 지방간을 초래하는 알코올의 양과 기간을 획일적으로 정하기는 어렵다.

통상 하루 60~80g(소주 1병 이내)의 알코올을 몇 년 이상 마시면 알코올 지방간이 생길 위험이 크다고 알려져 있다. 평균 남성의 경우 1주에 210g, 여성의 경우 140g 이상의 알코올을 반복적이고 장기적으로 마시는 경우 알코올 간질환을 진단할 수 있다. 조금 더 쉽게 표현하면 남성의 경우 1주 소주 3병, 여성의 경우 소주 2병에 해당한다. 상식적인 설명이지만 알코올은 많은 양을 장기간 마실수록 간에 치명적인 영향을 미친다.

알코올 대사 과정

알코올이 대사되는 과정에서 생겨나는 가장 대표적인 간 독성 물질인 아세트알데히드는 간세포를 파괴한다. 아세트알데히드가 어떻게 간을 손상하는지 대사 과정을 살펴보자.

알코올이 대사되는 과정은 크게 세 단계로 나눌 수 있다. 우선 술을 마시면 알코올 탈수소효소(ADH: Alcohol DeHydrogenase)와 에탄올 마이크로솜 에탄올 산화계(MEOS)에 의해 아세트알데히드와 수소로 바뀐다. 다음으로 아세트알데히드는 아세트알데히드 탈수소효소(ALDH: AcetaLdehyde DeHydrogenase)에 의해 인체에 무해(無害)한 아세테이트(초산염)로 바뀐다. 이후 아세테이트는 말초조직에서 물과 이산화탄소로 분해되어 혈관을 통해 몸 곳곳으로 보내져 사용된다.

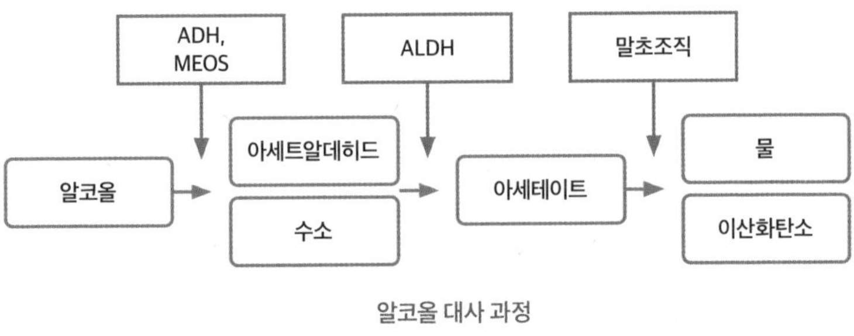

알코올 대사 과정

따라서 정상적으로 알코올이 대사되면 독성 물질인 아세트알데히드는 체내에 남아 있지 않아야 한다. 하지만 너무 많은 양의 술을 마시다 보면 간이 미처 대사시키지 못한 알코올이 아세트알데히드 상태로 간에 머물러 있게 된다.

알코올 간질환의 자연 경과

알코올 지방간은 습관적인 음주가 원인이며 만성적인 애주가의 약 90~100%에서 알코올 지방간이 발생한다. 따라서 습관적으로 술을 마시는 사람은 검진을 통해 지방간이 있는지 없는지를 확인해야 한다. 알코올 지방간은 특징적으로 술을 마시면 쉽게 생기기도 하지만 술을 끊으면 깨끗하게 없어진다.

술을 많이 마시는 사람들은 대부분 기름진 안주를 좋아한다. 그런데 알코올 중독 증상을 보이는 사람 중에는 안주 없이 술만 마시는 사람도 있다. 이처럼 기름진 안주를 먹지 않고 오로지 술만 마시는 사람에게서도 지방간은 발견된다. 알코올은 우리 몸에 필요한 영양소는 하나도 들어 있지 않지만 엄청난 에너지를 만들어 내기 때문이다. 실제 알코올 1g이 만들어 내는 에너지는 7kcal인데, 이 많은 열량은 음식물을 통해 섭취한 에너지보다 먼저 소비된다. 음식을 적게 먹더라도 술과 함께 섭취하면 잉여 에너지로 남기 쉬우며 결국에는 지방 형태로 변환되어 간과 근육에 저장된다.

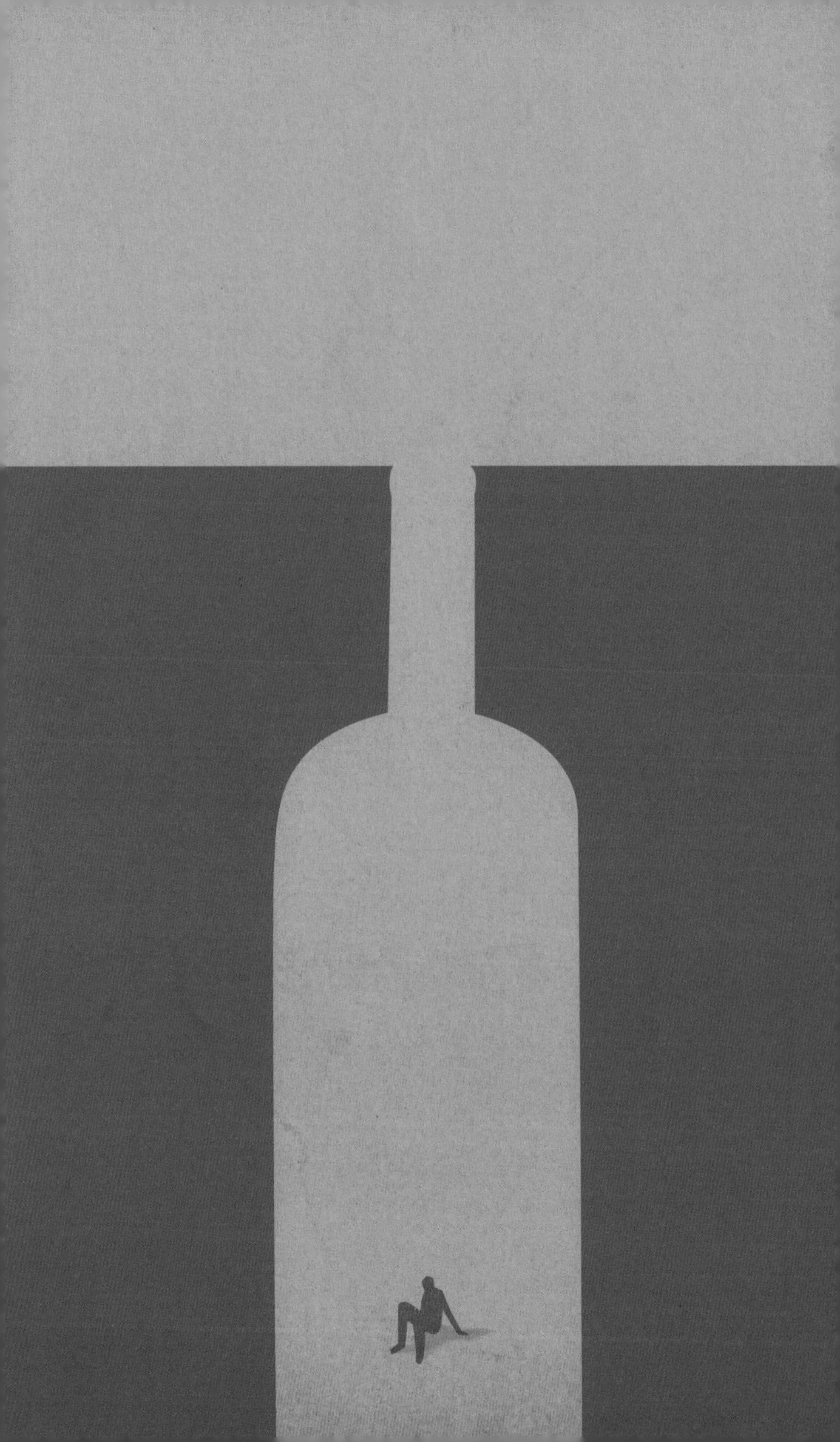

간과 근육에 축적된 지방은 에너지가 부족해야만 비로소 에너지로 전환돼 소비된다. 그런데 술을 계속해서 마시면 지속적으로 과도한 에너지가 생산되기 때문에 지방을 소비할 기회가 없다. 게다가 술을 많이 마시면 지방을 태우는 기능도 약해진다. 지방을 태우기 위해서는 NAD라는 효소가 필요한데, 이 NAD는 알코올을 분해하는 과정에서 NADH로 바뀐다. 즉, 지방산을 태울 수 있는 NAD는 감소하는 반면 NADH가 증가해 간에 지방이 축적된다.

알코올 지방간 상태에서 계속 술을 마시면 간 손상이 진행되면서 알코올 간염이 발생한다. 알코올 지방간도 심한 상태가 아니면 금주만 해도 완치가 가능하다. 하지만 지속적으로 음주를 유지하게 되면 알코올 간염도 흔히 간섬유화가 진행되며 이 상태가 오랫동안 지속되면 섬유화가 가속화되면서 간경변증으로 진행된다. 알코올 간경변증 환자의 절반 이상은 진단 당시 이미 복수, 정맥류 출혈, 간성혼수 등과 같은 합병증이 있다. 알코올 간경변증에서는 간암 발병률 및 사망 위험도 증가한다.

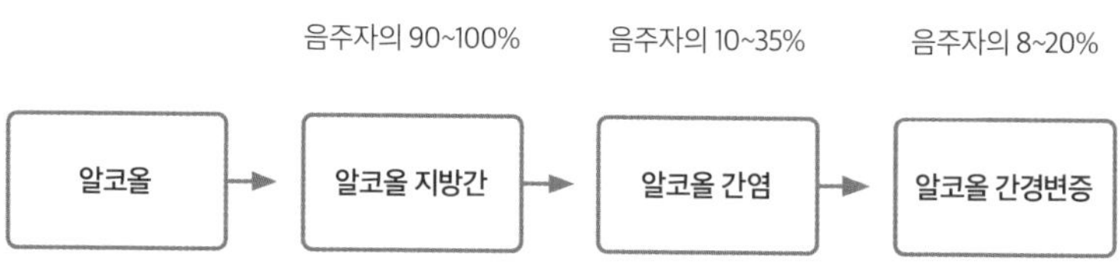

알코올에 의한 간질환

[출처: 2020년 우리가 미처 몰랐던 간질환 바로 알기]

알코올 지방간은 비알코올 지방간보다 간염이나 간경변증으로 진행할 확률이 더 높고, 치료 결과도 나쁘다. 습관적인 음주자의 약 10~35%에서 알코올 간염이, 8~20%에서 알코올 간경변증이 발생한다.

알코올 간질환의 진단

알코올 간질환 중 알코올 지방간의 유병률이 가장 높은데, 이 상태에서는 특별한 증상이 없어서 간과되기 쉽다. 알코올 간염은 지속적으로 습관성 과음을 해 온 음주력을 가진 환자에 대해 간기능검사, 알코올 이외에 간질환 원인 여부 확인, 금주(禁酒) 후 임상 소견의 호전 여부, 만성 음주와 관련된 혈액검사 소견 등을 종합해서 진단할 수 있다. 물론 진행된 알코올 간질환은 임상 소견만으로도 진단할 수 있다.

알코올 간염은 혈액검사에서 혈청 아스파르테이트아미노전이효소(aspartate aminotransferase, AST)와 알라닌아미노전이효소(alanine aminotransferase, ALT)의 비율, 즉 AST/ALT 비율이 2 이상이고, 감마글루타밀전이효소(gamma glutamyl transpeptidase, GGT)의 상승을 동반하는 경우가 많다.

특히 AST가 ALT에 비해 높게 상승하고 GGT가 높게 유지되는 경우가 흔하다. 또한 평균적혈구용적(mean corpuscular volume, MCV) 및 탄수화물 결핍 트랜스페린(carbohydrate deficient transferrin, CDT) 등도 알코올 간질환 환자에 대한 음주량이나 단주 관련 지표가 된다. 간조직 검사는 모든 알코올 간질환 환자 중 스테로이드 치료가 필요할 정도의 중증 알코올 간염 환자를 대상으로 정확한 진단 및 예후를 평가하기 위해 시행할 수 있다.

알코올 간염의 예후

알코올 간염은 현재 중증도를 평가하기 위해 다양한 모델이 제시되고 있다. 예후를 예측하는 모델은 입원한 환자가 1~3개월 이내에 조기 사망할 가능성이 있는 고위험군을 선별할 목적으로 개발되었다. 알코올 간염 상황을 예측하는 모델로는 질환 특이적 모델(Maddrey Discriminant Function Index, MDF; Glasgow Alcoholic Hepatitis Score, GAHS; Age-Bilirubin-INR-Creatinine Score, ABIC; Lille model)과 질환 비특이적 모델(Model for End-Stage Liver Disease Score, MELD) 등이 있다. 참고로 임상에서 간질환의 중증도를 평가하는 데 유용하게 사용되는 차일드 점수(Child-Turcotte-Pugh, CTP)는 알코올 간염의 예후를 예측하는 데는 큰 도움이 되지 않는다. 그보다는 여러 연구를 통해 MDF와 MELD가 중증 알코올 간염 환자의 단기 예후 평가에 유용한 것으로 알려져 있다.

알코올 간질환으로 인한 사회경제적 부담

알코올 간질환에 의한 사망자는 알코올 관련 질환 사망자 4,809명 중

77.2%를 차지하는 것으로 보고될 정도로 간질환은 심각한 사망 원인으로 꼽힌다. 음주로 인한 사회경제적 비용은 흡연이나 비만보다 많고 알코올 간질환 치료를 위한 직접적인 진료 비용은 계속 증가하는 추세이다.

건강보험심사평가원의 심사 결정 자료를 이용하여 알코올 간질환을 분석한 결과, 진료 인원은 2014년 12만 9,567명에서 2018년 12만 4,960명으로 감소하였으나 총 진료비는 2014년 약 899억 원에서 2018년 약 1,209억으로 5년간 약 310억 원이 증가하였다. 게다가 알코올 간질환은 활발한 사회경제적 활동을 하는 50대 중년 남성에게서 유병률이 높아, 실질적인 사회경제적 부담은 진료비보다 훨씬 크다고 볼 수 있다.

알코올 간질환, 어떻게 치료해야 하나

알코올 1g은 영양소 없이 7kcal의 에너지를 생산하는데 1g당 4kcal를 내는 단백질과 탄수화물의 약 두 배이며 1g당 9kcal의 고열량을 내는 지방과 비교될 정도다. 알코올은 고열량을 낼 뿐 아니라 음식물 에너지 이전에 먼저 소모되는 특징 때문에 지방간을 쉽게 만든다.

알코올 간질환은 술을 완전히 끊으면 4~8주 후부터 간에 축적된 지방이 없어지기 시작해서 3~6개월 정도 지나면 간 상태가 아주 좋아진다. 알코올 지방간은 물론 간염, 심지어 간경변증 상태에서도 금주

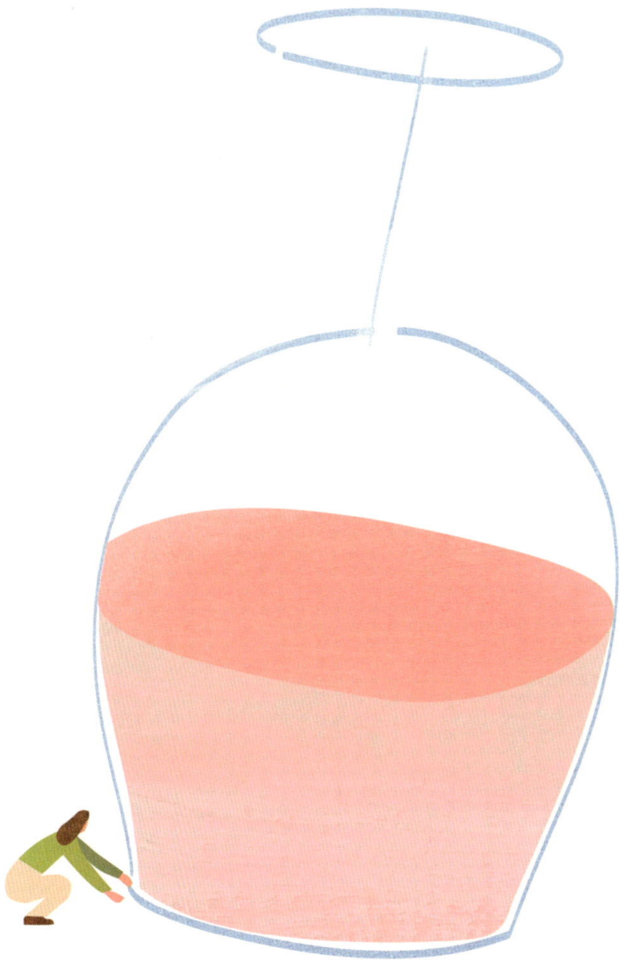

효과는 매우 크다.

실제 알코올 간경변증 환자라도 딱딱한 간 상태를 이전의 정상 상태로 돌리지는 못해도 간경변증으로 진행되는 것은 막아 준다.

따라서 가장 중요한 치료는 술을 완전히 끊는 것이다. 그 외 충분한 영양 공급, 금단 증상에 대한 정신건강의학적 치료 등도 필요하다. 술을 끊은 뒤 나타나는 금단 증상을 평가해서 치료 계획을 세우려면 정신건강의학과 전문의의 도움이 필요하다. 섬망과 경련 같은 심각한 금단 증상은 입원해서 치료해야 한다.

알코올은 중독성이 있으므로 술에 대한 갈망을 줄여 주는 항갈망 치료법도 필요한데 약물 치료와 더불어 정신사회 치료 등을 우선 고려한다. 바클로펜(baclofen)과 아캄프로세이트(acamprosate) 등은 술을 멀리하게 하는 데 도움이 된다. 알코올 금단 증상에는 벤조디아제핀(benzodiazepine)이 사용된다.

알코올 간질환 환자는 비타민 중에서도 특히 티아민(thiamine) 결핍으로 인해 인지기능이 떨어지는 경우도 흔하므로 금단 증상을 보이면 티아민을 동시에 투여해야 한다.

영양 불균형이 심각한 알코올 간질환 환자에게는 하루 세 번의 식사 외에 이른 아침과 늦은 저녁에도 추가적인 식사로 칼로리, 비타민, 무기질 등 영양의 균형을 맞춰 줘야 한다.

알코올 간염 상태가 중증인 환자는 스테로이드 치료를 하면 단기적으로는 생존율을 향상할 수 있다. 통상 간성혼수를 동반할 정도의 중증 알코올 간염 환자에게는 단기 생존율 향상을 위해 스테로이드(40㎎/일, 28일 투여)가 일차적인 치료제로 권장되고 있다. 간 기능이 극도로 저하된 비대상성 알코올 간경변증 환자나 내과적 치료에도 불구하고 호전되지 않는 중증 알코올 간염 환자는 간이식이 필요할 수도 있다.

금주가 어렵다면 '절주'를 해야 한다

알코올 간질환을 치료하는 데는 금주가 최선책이지만 알코올이 가지는 중독성 때문에 하루아침에 술을 끊기는 어렵다. 또한 사회생활을 하다 보면 불가피하게 술을 마셔야 하는 경우도 종종 있다. 이럴 때는 최대한 간에 부담을 주지 않는 선에서 요령껏 술을 적게 마시도록 노력해야 한다.

술을 안전하게 마시는 방법 대방출

인류의 문명사와 함께 발달해 온 술의 역사를 고려해 보면 금주는 인생의 즐거움 중 하나를 포기하라는 말과 같다. 따라서 건강을 해치지 않는 선에서 술을 즐기는 방법을 소개하고자 한다.

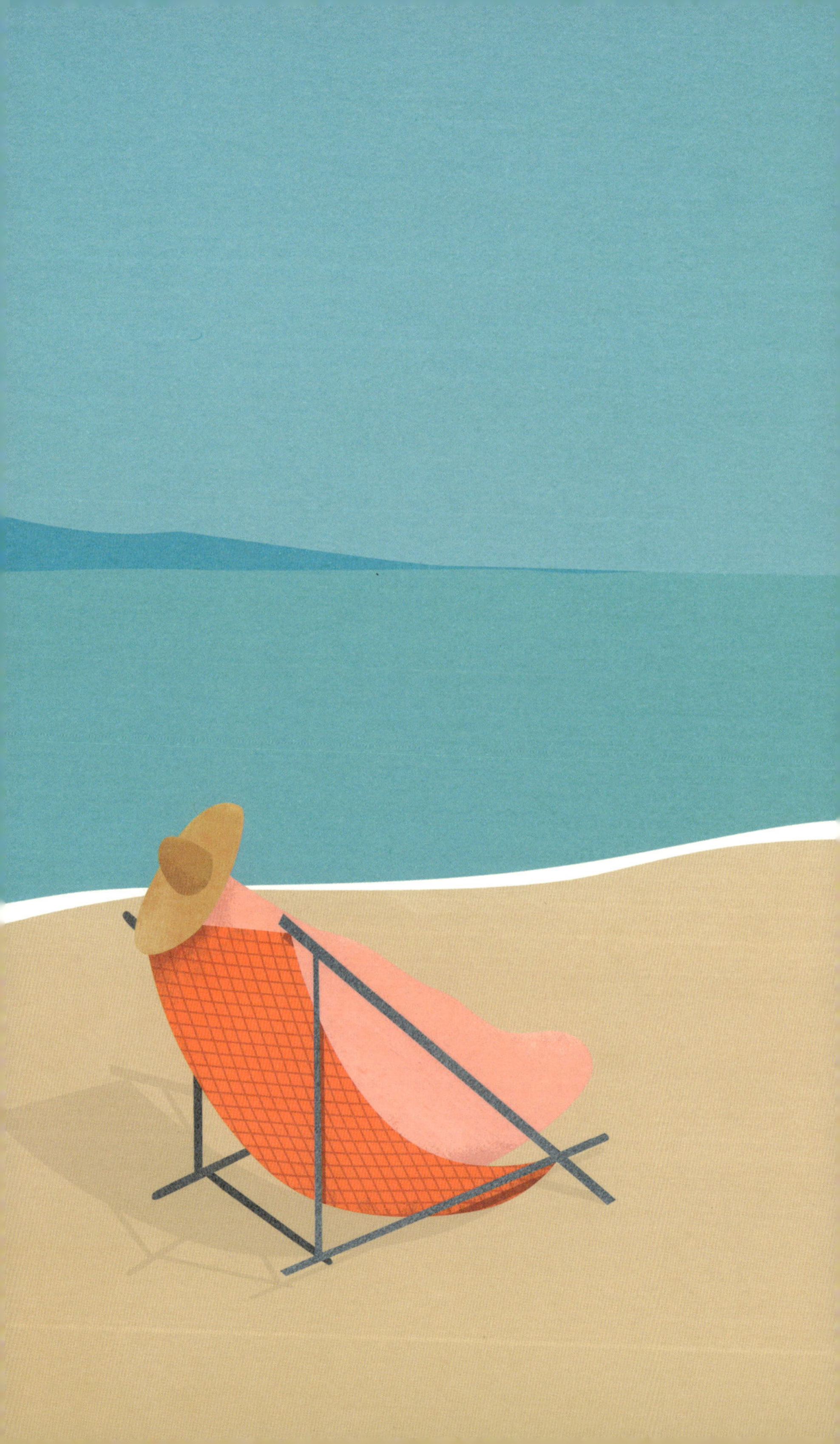

개인의 음주량 이상을 마시지 않는다

알코올은 간의 해독 능력 이내에서 마실 때 크게 위험하지 않다. 단 알코올을 해독하는 능력은 개인차가 크기 때문에 안전한 음주량을 일반화하기는 어렵다. 현재 국내에서 국민건강지침이라 할 수 있는 '덜 위험한 음주량'은 막걸리 2홉(360cc), 소주 2잔(100cc), 맥주 3컵(600cc), 포도주 2잔(240cc), 양주 2잔(60cc)이다. 이는 평균적인 성인이 하루에 해독할 수 있는 술의 양에 약간 못 미치는 양이며 이 수치를 넘기면 간에 해로울 수 있다. 물론 개인차가 크다 보니 알코올 분해 효소가 부족한 사람은 소주 한 잔에도 취하지만 반대로 알코올 분해 효소가 많은 사람은 소주 한 병을 마셔도 끄떡없을 수 있다.

최소 2~3일에 하루는 간을 쉬게 한다

조금씩 마신다고 해도 매일 지속해서 술을 마시면 간이 충분한 휴식을 취하지 못해 간세포 재생 능력이 떨어져 손상될 수 있다. 따라서 불가피하게 과음한 다음에는 충분한 금주 기간을 두는 게 좋다. 음주량에 따라 간이 필요로 하는 휴식 시간은 다르지만, 개개인의 음주량 이내에서 마신 경우에는 하루 이상 금주하는 게 좋다.

달고 기름진 안주를 피한다

안주 없이 술만 마시면 더욱더 흡수가 잘 되기 때문에 빨리 취하고, 그만큼 간에도 무리가 된다. 술을 마실 때 안주를 함께 먹으면 술이 간으로 운반되는 속도가 늦어져 간에 부담을 덜 준다. 술과 함께 먹기 좋은 안주는 비타민이 많이 들어 있는 과일이나 단백질이 풍부한 식품을 권장한다. 술이 고열량을 방출한다는 점을 고려하면 달고 기름진 안주는 지방으로 간에 축적되기 쉽다. 술을 마시기 전에 우유를 마시는 것도 도움이 된다. 우유가 위벽을 감싸 술이 빨리 흡수되는 것을 막아 주기 때문이다.

술을 마시면서 물을 충분히 마신다

술을 많이 마시고 난 다음 날에는 유난히 갈증을 느끼게 된다. 이는 알코올을 분해하는 과정에 수분이 많이 필요하기 때문이다. 수분이 부족하면 알코올 대사가 그만큼 늦어져 간이 빨리 회복되지 않는다.

충분한 영양 섭취로 간 회복을 돕는다

영양소 없이 고열량을 내는 술을 많이 마시면 영양 상태가 나빠지기 쉽다. 실제 알코올 간질환을 앓고 있는 환자들의 영양 결핍은 매우 흔하며, 만성 알코올 간질환 환자일수록 그 정도는 심하다. 영양 섭취는 알코올 간질환 환자의 간 기능을 회복시키고, 간질환의 진행을 막는 데에도 중요한 역할을 한다.

알코올 간질환을 앓을 때는 식욕이 떨어지기 쉬운데 최대한 다양한 음식을 통해 충분한 영양을 공급해 줘야 한다. 특히 단백질과 항산화 작용을 돕는 비타민은 간세포의 재생을 돕기 때문에 충분히 섭취해야 한다.

알코올 간질환의 예방

여전히 한국 사회에는 술 권하는 음주 문화가 만연해 있다. 따라서 음주 기회가 많은 사람이라면 병원 검진을 통해 알코올 간질환을 조기에 발견해 치료하도록 해야 한다. 그래야 중증 알코올 간질환을 효과적으로 예방할 수 있다.

알코올 남용을 줄이려면 조기 진단과 개입뿐 아니라 이미 알코올 질환이 있는 환자들이 술을 끊을 수 있도록 필요한 교육을 제공해야 한다. 그러기 위해서는 지금보다 더 많은 알코올 질환자를 위한 전문 병원이 확충돼야 할 것이다.

절대적인 음주량을 감소시키는 것도 중요하지만 해로운 음주를 줄이는 것도 국가적 정책을 통해 시행돼야 한다. 개개인이 자신의 간 건강에 관심을 두고 관리하는 노력을 기울이는 일이야말로 우리 사회에서 알코올 간질환 환자가 발생하지 않도록 예방하는 최고의 방법이라 하겠다.

06

간암 완치 시대를 이끄는 최신 수술법

최기홍 연세암병원 간암센터 교수(간담췌외과)

간암 완치의 희망은 간 절제술에서 시작된다고 해도 과언이 아니다. 간 절제술은 언제부터 시행되었는지 그 역사와 발달 과정을 살펴보고, 미래를 전망해 보고자 한다.

간 절제술의 역사

세계적으로 보면, 간암의 간 절제술은 1888년 독일 외과 의사인 칼 랑겐부흐(Carl Langenbuch) 교수가 좌측 간에 돌출형 간암이 생긴 환자에게 처음 실시하였다. 해부학적 대량 간 절제술인 우간 절제술(right hepatectomy)은 1952년 미국 외과 의사인 쿼틀바움(Quattlebaum) 교수가 처음 성공적으로 시행하였다.

국내에서는 1943년 장기려 박사의 간암 환자에 대한 간 절제술이 처음 보고되었다. 수술의 난이도가 높은 우간 절제술은 쿼틀바움

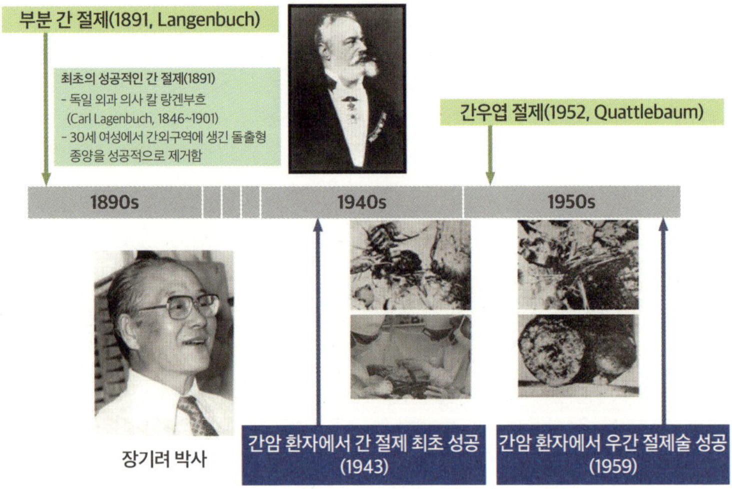

[그림 1] 세계 간 절제술의 역사와 어깨를 나란히 한 국내 간 절제술의 역사

교수와 비슷한 시기인 1959년에 장기려 박사가 50대 여성 간암 환자에게 우간 절제술을 성공적으로 시행하였다([그림 1]). 이렇듯 국내의 간 절제술은 세계 간 절제술의 역사와 어깨를 나란히 하였다.

간암 수술은 위험하다!? 최근 단기 간 절제술의 성적은?

소장 및 대장의 모든 혈액이 간을 통해 심장으로 들어가는 구조이기 때문에 간은 아주 풍부한 혈관으로 이루어져 있다. 과거 그리스 시대에는 간이 혈액을 생산하는 장기로 오해되기도 하였다. 간 절제가 시작되었던 1950년대에는 간에 대한 해부학적 지식이 부족하고 수술 기

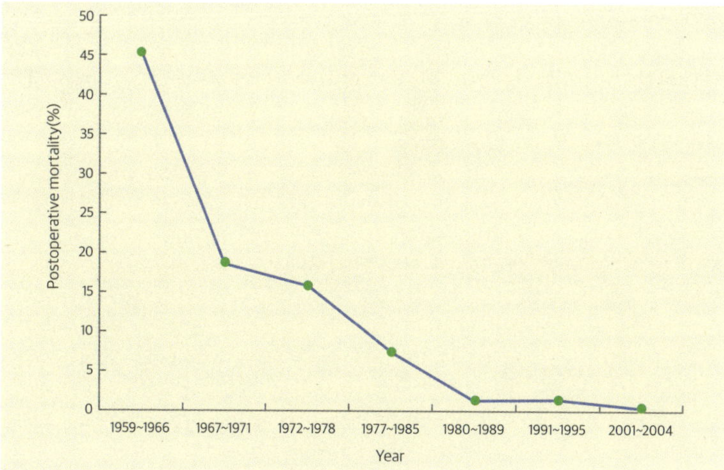

[그림 2] 국내 간 절제술 후 사망률의 변화

[출처: 대한간암학회지, 2009]

법이 발달하지 않아 수술 후 사망률이 50%에 가까웠는데, 이는 대부분 수술 중 또는 수술 후 출혈이 원인이었다. 1970년대 간 절제술은 대량 간 절제술이 많은 부분을 차지하였고, 수술 후 사망률이 10% 이상으로 여전히 높았다.

1980년대 초반부터 간 해부학에 대한 이해가 깊어지고, 수술 중 초음파 검사를 이용해 간경변이 동반된 환자에서 간 실질을 보존하면서 간암을 제거할 수 있는 계통적 아구역 간 절제술을 시행할 수 있게 되면서 수술 후 사망률이 현저히 줄어들었다([그림 2]).

간암에 대한 단기 성적의 향상으로 간 기능이 잘 보존된 초기 간암 환자의 일차 치료로 자리매김하게 되었고, 2000년도 이후 대부분의 삼차 병원에서 수술 후 사망률이 1~2%로 줄어들었다. 2012년 건강보험심사평가원 보고에 의하면 2010년의 간 절제술 후 수술 사망률은 1.88%로 보고되었다.

간암 절제 후 장기 생존율의 지속적인 향상

2013년 중앙암등록본부의 보고에 의하면 1993~1995년에 발생한 간암 환자의 5년 생존율이 10.7%였다. 생존율은 1996~2000년에는 13.2%, 2001~2005년에는 20.2%로, 2007~2011년에는 28.6%로 증가하여 뚜렷한 증가 추세를 보였다. 이는 미국의 간암 생존율(2003~2009년) 16.1%, 캐나다의 간암 생존율(2006~2008년) 20%보다 높은 결과이다.

이러한 간암 생존율의 향상은 2003년부터 시작된 간암 조기 발견을 위한 국가간암검진사업과 보존적 치료율의 감소에서 알 수 있듯이, 간암을 적극적으로 치료하려는 노력이 크게 영향을 미쳤을 것이다. 더욱 중요한 요인은 국내 간암 치료 경향에서 뚜렷한 증가 추세를 보이는 간이식과 간 절제술의 확대 시행이라고 판단된다([그림 3]).

세브란스병원의 간암 환자에 대한 간 절제술의 장기 성적에서도 같은 결과를 볼 수 있다. 1996년부터 2017년까지 간암으로 근치적 절제를 실시한 환자 1,980명의 장기 성적을 분석해 보았다. 2005년 이전까지 5년 생존율은 60% 초반이었는데, 2006년부터 2013년까지는 80%로 향상되었고, 가장 최근인 2014년 이후에는 90%까지 향상되었

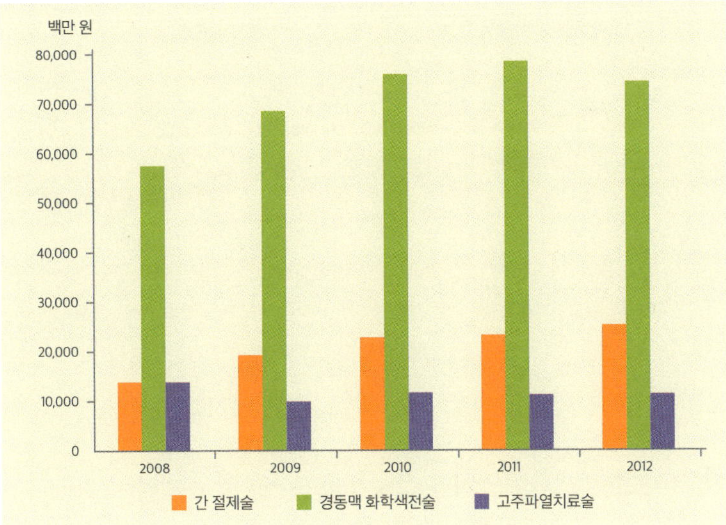

[그림 3] 간암 주요 치료법별 진료비 추이

[출처: 한국인 간질환 백서, 2013]

다. 5년 무병 생존율 또한 2013년 이전에는 50% 미만이었는데, 2014년 이후 60%까지 향상되었다([그림 4]).

무병 생존율이 변함이 없던 2013년 이전의 전체 생존율 향상은 간암이 재발할 당시 간 기능과 재발 암에 대한 여러 가지 상황을 고려한 환자 맞춤형 치료를 적극적으로 시행한 것이 기여했던 것으로 보인다.

최근 2014년 이후 전체 생존율 향상은 무병 생존율의 향상에서 기인했다고 판단된다. 과거 간암은 난치병으로 생각되었지만, 이제 조기 검진을 통해 간암을 초기에 발견하고 효과적인 간 절제술을 시행

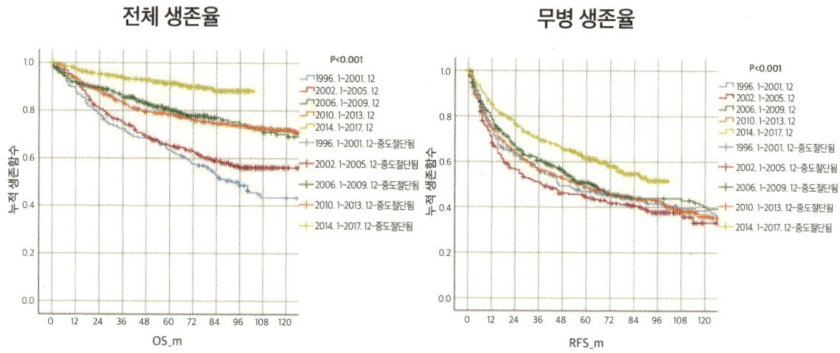

[그림 4] 세브란스병원 간암 환자에서 간 절제술 후 장기 성적

함으로써 최근 간암의 5년 생존율은 90%까지 향상되었다.

최근 간 절제술의 발전

1) 조기 간암 환자의 삶의 질을 고려한 복강경 및 로봇 수입의 도입

복강경 간 절제술

1987년 프랑스 외과 의사인 무레(Mouret)는 세계 최초로 복강경을 이용한 담낭 절제술을 시행하였다. 이 복강경 수술의 성공은 수술에 혁명적인 변화를 가져와서, 이후 모든 외과 분야에서 복강경 수술을 도입하게 된다.

복강경 수술의 장점은 몇 개의 투과 침으로 개복과 동일한 수술을 진행하여([그림 5]) 개복했을 때보다 상처를 최소화할 수 있어서 미용적인 효과뿐만 아니라 수술 후 환자의 통증 감소 및 빠른 회복을 유

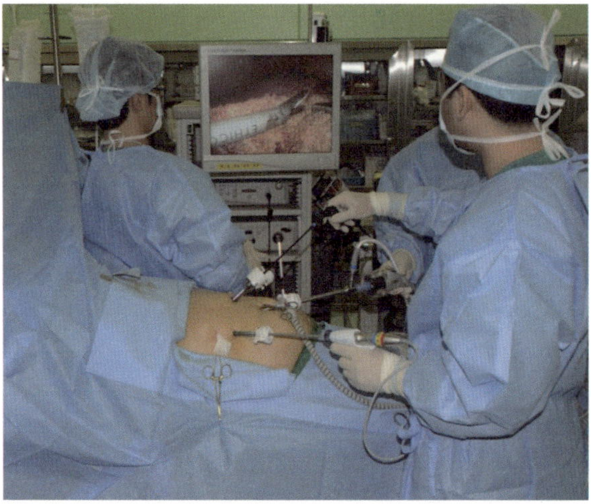

[그림 5] 복강경 간 절제술

도할 수 있다. 결과적으로 수술 후 환자의 삶의 질이 향상된다.

처음에는 양성 질환 환자에게 시행하다가 최근 비교적 초기 암을 가진 환자에게 시행되고 있는데, 종양을 제거하는 효과 또한 개복술과 차이가 없는 것으로 보고되고 있다.

앞에서 언급했듯이, 간의 풍부한 혈관으로 인해 수술할 때 출혈의 위험성이 있고, 해부학적으로 매우 복잡한 구조이기 때문에 수술의 어려움으로 인해 복강경 간 절제술은 가장 최근에 발전하게 되었다.

간세포암에 대한 복강경 간 절제술은 일본 외과 의사인 가네코(Kaneko) 선생이 1993년 처음 시행하였다. 이후에 복강경 수술 경험의 축적, 수술 기법의 향상과 함께 초음파 절단기(ultrasonic shears), 복강경용 CUSA, 복강경용 초음파 등을 포함한 수술 기구의 발달로 인해 이에 대한 보고가 증가하고 있다.

초기 복강경 간 절제술은 간의 변연부에 위치한 암을 제거하는 부분 절제술이 대부분이었지만, 최근에는 대량 간 절제술(간을 8구역으로 나눌 때 3구역 이상 절제하는 수술) 또한 많이 시행되고 있다.

세브란스병원의 경험을 보면 2013년 간암 환자에 대한 대량 간 절제술 중 복강경이 차지하는 비율이 10% 이내였는데, 2018년에는 50% 이상을 복강경으로 시행하고 있고, 수술의 안정성 및 장기 성적 또한 개복과 비슷하다고 장기 성적을 보고하고 있다([그림 6]).

복강경 수술은 긴 수술 기구를 통해 이루어지고 복벽을 통해 기구를 반대로 사용해야 하기 때문에(지렛대 효과) 개복과 같은 정교한 수

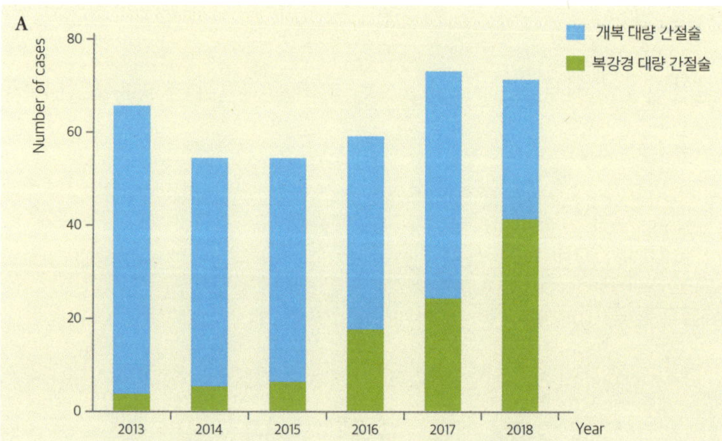

[그림 6] 세브란스병원 간암 환자에서 대량 간 절제술의 현황

술을 시행하려면 상대한 기간의 노력이 필요하다. 그래서 대부분의 기관에서는 수술 의사의 숙련도에 따라 초기에는 간단한 수술부터 시작하여 단계적으로 고난이도 수술을 복강경으로 시행하고 있다. 초기 복강경 수술에 비해 최근에는 3차원 영상으로 수술이 가능하게 되었고, 다양하게 움직일 수 있는 기구 또한 개발되어 향후 복강경 간 절제술은 계속 확대될 것으로 보인다.

로봇 간 절제술

로봇 수술은 기존 복강경 수술의 한계를 극복하여 고해상도의 확대된 3차원 영상에서 개복 시 손의 움직임처럼 7자유도를 가진 도구를 이용하여 좀 더 안정적으로 수술을 시행할 수 있다([그림 7]). 또한 복강경이 가지고 있는 지렛대 효과를 제거하여 개복 수술 시의 손의 움직임을 로봇 기구에 바로 전달할 수 있어 복강경보다 숙련 기간을 단축할 수 있다.

로봇 수술은 1999년 미국의 인튜이티브 서지컬(Intuitive Surgical)사에서 처음 개발된 다빈치 로봇 시스템(da Vinci Surgical System)이 임상에서 유일하게 사용되고 있다. 다빈치 로봇 시스템은 로봇 팔이 달려 있는 서지컬 카트(Surgical Cart), 모니터가 있는 영상 카트(Vision Cart), 그리고 수술 의사가 앉아서 수술하는 수술 제어반(Surgeon Console)의 세 부분으로 구성되어 있다([그림 8]).

수술용 카트는 네 개의 로봇 팔로 구성되어 있고 각각의 팔은 케

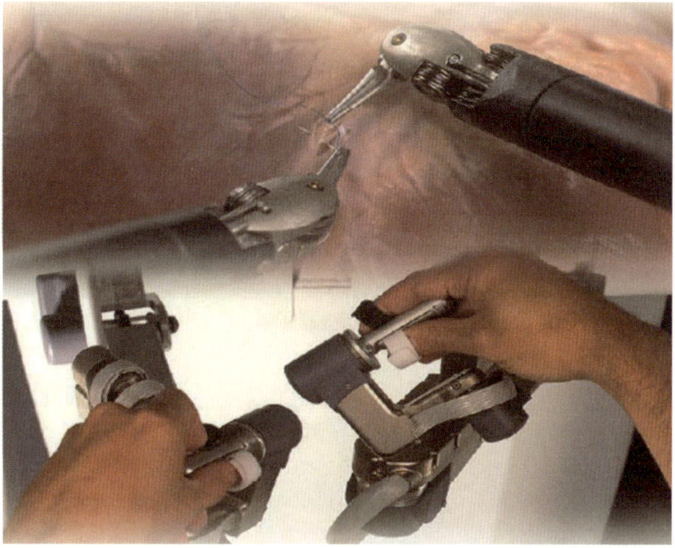

[그림 7] 다빈치 로봇 수술 시스템의 수술 장면

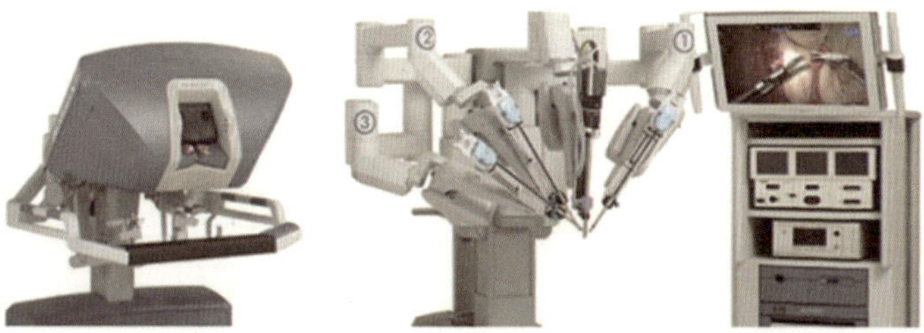

Surgeon Console　　Surgical Cart　　Vision Cart

[그림 8] 다빈치 로봇 수술 시스템

이블로 수술 제어반에 연결되어 있다. 가운데 로봇 팔은 카메라를 잡는 역할을 하고 나머지 세 개의 로봇 팔은 기구를 장착하여 수술하는 데 사용된다. 여러 관절로 연결된 로봇 팔과 기구 말단 부위의 관절에 의해 개복 시 손처럼 7자유도가 가능하다. 영상 카트에는 두 개의 카메라 제어장치가 있어 두 개의 이미지를 조화시키는 초점 조절기를 통해 수술 제어반에 앉아 있는 의사에게 고화질의 3차원 영상을 제공한다. 또한 수술 의사의 손 떨림(tremor)을 제거해 주고 손의 움직임을 5배까지 조절할 수 있어 정교한 수술이 가능하다.

로봇을 이용한 간 절제술은 2003년 이탈리아 의사인 줄리아노티(Giulianotti)에 의해 처음 보고되었다. 국내에서는 2007년 김경식 교수가 간암 환자에 대한 로봇을 이용한 간외구역 절제술을 처음 시행하였다.

로봇 수술의 다양한 장점으로 인해 복강경 수술에 아직 익숙하지 않은 많은 외과 의사들이 로봇을 이용한 간 절제술을 시행하고 있다. 최근 연구에 의하면 간 절제술 시 개복술로의 전환이 복강경 간 절제술에 비해 적은 것으로 보고되었고, 다른 수술 후 합병증이나 장기 성적은 복강경과 비슷한 것으로 보고하고 있다.

세브란스병원에서는 비교적 복잡한 대량 간 절제술을 비용이 허락하는 환자에게 로봇으로 시행하고 있고, 특히 정교한 수술이 필요한 생체간이식 시 공여자의 간을 로봇을 이용하여 시행하고 있다.

로봇 수술의 단점은 기계 구입 및 유지에 비용이 많이 들고 수술 비용 또한 비싸다는 것으로, 현재 수술 비용이 로봇 수술의 확산을 막는 가장 중요한 단점이다. 또한 개복술에서처럼 조직을 손으로 직접 만질 수 있는 촉각(tactile sense)이 없다는 단점을 들 수 있다. 현재 국내의 미래컴퍼니가 Revo-i 로봇 시스템을 개발하여 임상에서 사용하기 시작했고, 세계적으로도 새로운 로봇 시스템이 개발되고 있다. 따라서 로봇 간 절제술 또한 현재보다 더 많이 시행될 것으로 보인다.

2) 진행성 간암 환자에 대한 항암-방사선 병행 치료, 방사선 색전술로 병기 감소 후 수술적 절제

간암은 진단 당시 수술 등 근치적 절제가 가능한 환자는 30% 이내로, 대부분이 진행된 상태에서 발견된다. 특히 간암이 진행되어 간문맥에 혈전을 형성하는 경우는 10~40% 정도로 보고되고 있고, 이런 환자에게 적극적인 치료를 시행하더라도 대부분이 1년 이상 생존하기가 힘이 든다. 간혹 수술 후 장기 생존율도 보고되고 있지만, 수술 후 80% 이상이 재발을 경험하기 때문에 수술 후 재발을 낮추는 항암 보조 치료가 없는 상황에서는 수술 후 완치를 기대할 수 있는 환자를 선정해야 하는 상황이다. 최근 이런 환자에 대해 항암-방사선 치료나 방사선 색전술을 시행하여 암의 크기를 줄인 후에 수술하여 일부 환자에서 완치를 시도하고 있다.

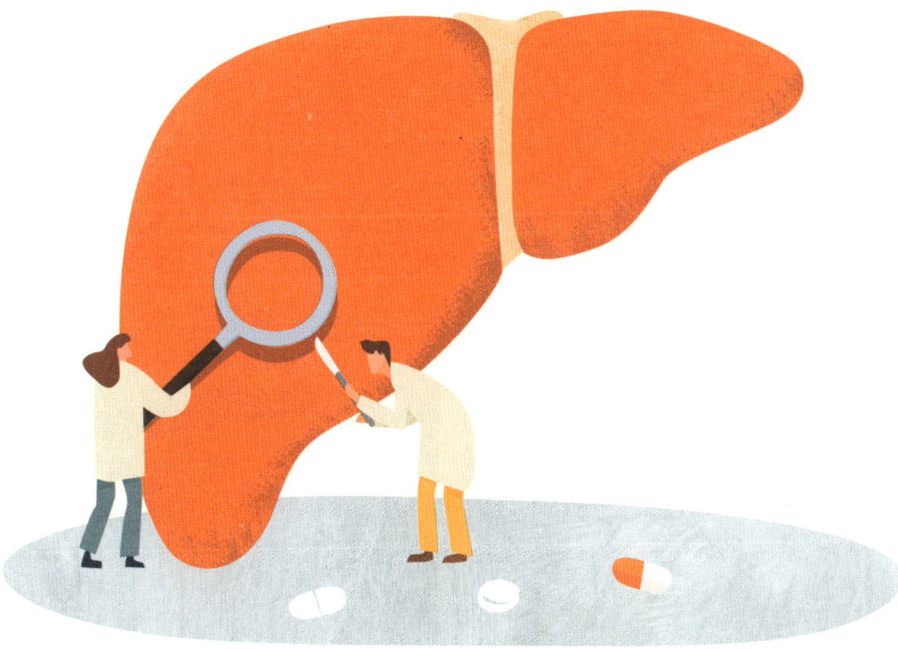

우측 간에 침윤성 암이 생긴 37세 여자 환자

37세 여자 환자의 경우를 살펴보자. 이 환자는 진단 당시 12㎝ 크기의 침윤성 암이 우측 간에서 관찰되었고, 간문맥에 혈전을 동반하고 있었다. 환자는 항암-방사선 치료 및 간동맥 항암주입술을 시행받고 암과 혈전이 치료 전보다 현저히 줄어들었다. 치료 전 아주 높았던 종양표지자도 치료 후에 정상으로 감소하였다.

이 환자에서 중요한 부분은 치료 전 좌측 간의 용적이 수술 후 안전한 회복을 장담할 수 없는 상황이었는데, 치료 후 좌측 간이 전체 간의 40% 정도 비후를 보였다([그림 9]). 환자는 우측 간을 절제하는 대량 간 절제술을 받았고, 수술 후 특별한 간 기능 부전 및 합병증 없이 회복하였다. 조직 검사에서도 암이 모두 괴사된 것으로 보고되었다. 현재 환자는 10년 이상 재발이 없는 상태로 완치를 경험하였다.

치료 전 영상 | 치료 후 영상

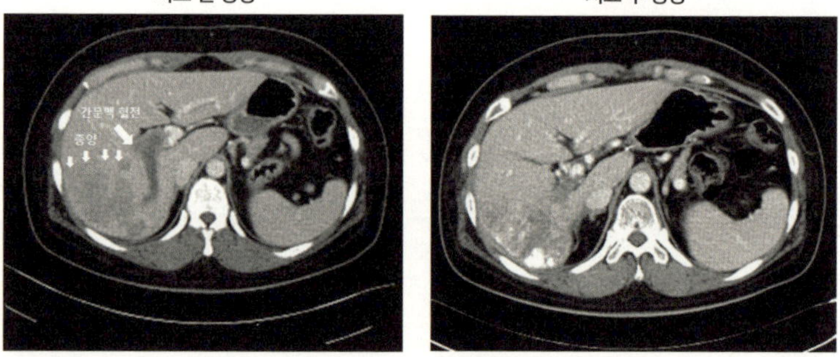

종양표지자(AFP=92233. PIAKA-II=11260
좌간 용적: 29%

종양표지자(AFP=1.1. PIAKA-II=14
좌간 용적: 40%

[그림 9] 간문맥 혈전을 동반한 진행성 간암

세브란스병원에서 2005년부터 2011년까지 수술이 불가능한 진행성 간암 환자 중에서 항암-방사선 치료를 받은 267명 가운데 41명(17%)이 암의 크기가 감소하여 수술 후 항암-방사선 치료를 받은 경우였다. 이 환자들의 장기 생존율을 보면 수술 후 항암-방사선 치료를 받지 못한 환자들은 5년까지 생존한 환자가 없었던 반면, 근치적 절제까지 시행받은 환자들의 장기 생존율은 51%로 획기적인 향상을 보였다([그림 10]).

이 결과에서 볼 수 있듯이 진행성 간암 환자도 수술 전 병합 치료를 통해 암의 병기를 감소시켜 근치적 절제가 시행되면 완치율을 월등히 향상시킬 수 있다.

진행성 간암 환자에게 시행되는 다른 국소 치료로 방사선 색전술이 있다. 수술이 불가능한 환자에게 가장 많이 시행되는 간동맥 색전

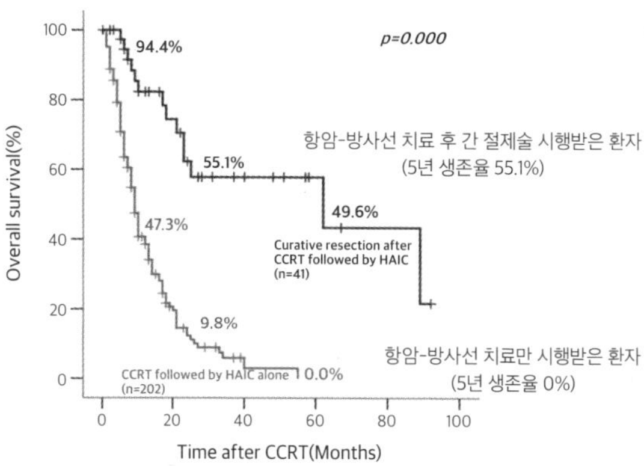

[그림 10] 진행성 간암 환자에서 항암-방사선 치료 후 간 절제술을 시행받은 환자의 장기 성적

술에 비해 시술 후 통증 및 발열 등의 부작용이 적고, 시술 후 간부전 위험을 감소시켜 진행성 간암 환자에게 많이 시행되고 있다. 항암-방사선 치료에서처럼 일부 반응을 보이는 환자에게 근치적 절제를 시행하여 완치를 시도하고 있다. 항암-방사선 치료처럼 여러 번 시행하지 않고 한 번의 시술로 효과를 기대할 수 있다는 장점이 있지만, 고가의 시술 비용이 단점이다.

간 절제술의 미래, 다학제적 병합 치료가 필요하다

간암 환자에 대한 간 절제술은 근치적 치료로 다른 치료보다 완치를 기대할 수 있지만, 수술 후 높은 재발률이 단점이다. 일반적으로 수술 후 5년에 60%의 재발을 보이고, 앞에서 보았듯이 최근 5년 재발률은 40%로 감소했지만 초기 간암을 제외하면 여전히 재발률이 높다.

또한 유방암이나 대장암과 비교하여 현재 임상에서 효과적으로 증명된 재발을 줄일 수 있는 보조 치료가 확립되지 않았다. 기대를 했던 소라페닙(넥사바) 임상 연구가 수술 후 재발을 낮추는 데 효과를 입증하지 못해 더욱 난감한 상황이다.

국내에서는 녹십자에서 이뮨셀(Immuncell)이라는 세포치료제를 개발하여 초기 간암 환자의 수술 후 재발을 줄이는 데 효과를 입증하였고, 임상에서 유일하게 사용되고 있다. 그렇지만 최근 진행성 간암 환자에서 효과를 보이는 많은 전신 표적 및 면역 치료제가 보고되

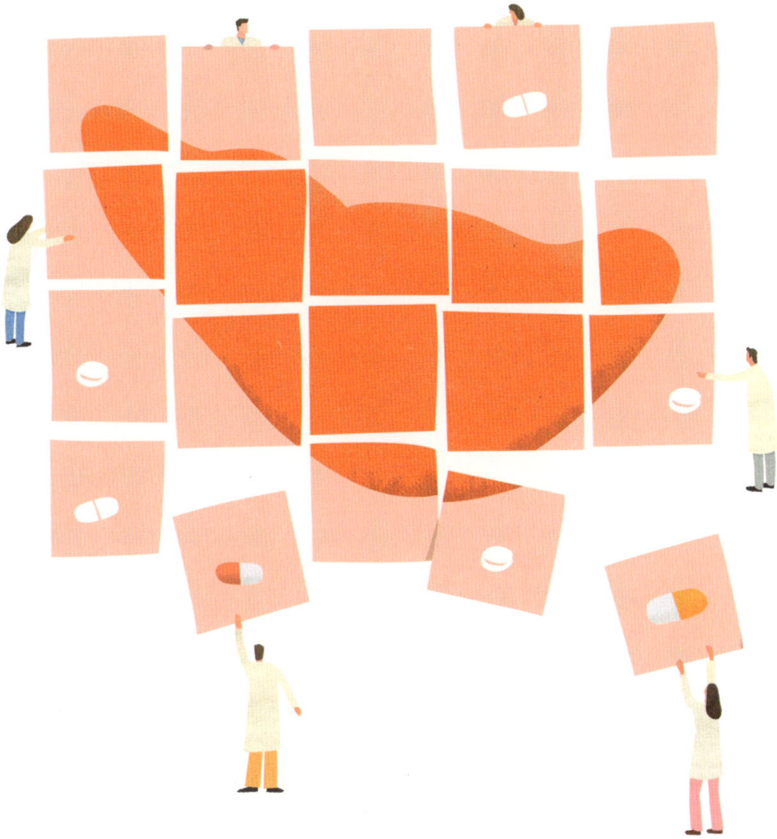

고 있고, 간 절제술 후 재발을 줄이는 많은 임상 연구가 시행되고 있다. 그러니 머지않아 간암에서도 효과가 있는 다양한 보조 항암 치료를 확립할 수 있으리라고 기대가 된다. 이렇게 된다면 근치적 간 절제술의 적응증은 더욱 확대되고 수술 후 간암의 재발을 낮추어 장기 생존율을 지금보다 획기적으로 향상시킬 수 있을 것이다.

07

간이식이 필요한 환자의 새 생명으로 향한 길

주동진 연세암병원 간암센터 교수(이식외과)

간이식은 전통적으로 간이 더 이상 기능을 하지 못하는 말기 간부전을 치료하기 위한 수술로 시작되었다. 간경변이 심하게 진행되어 복수, 황달, 식도정맥류 출혈 등의 증상이 나타나면 비대상성 간경변으로 분류하고 이때부터는 간이식을 고려해야 한다. 그러나 오늘날 대한민국에서 시행되는 간이식 중 절반 정도는 간부전을 동반하지 않더라도 간암을 치료하기 위한 목적으로 시행되고 있다. 이에 이 글에서는 간암 치료법으로서의 간이식의 발전 과정과 현황, 준비 과정 및 수술법, 이식 후 관리 등에 대해 설명하고자 한다.

국내 간이식의 발전

간이식의 시작과 국내 발전상

간이식은 1963년 미국 피츠버그대학병원의 외과 의사인 토마스

스타즐(Thomas E. Starzl)에 의해 처음 시행되었다. 이후 한동안은 여러 가지 어려움을 극복하는 과정을 거치면서 발전 속도가 더디었으나, 1983년에야 간부전 환자의 표준치료법으로 자리 잡게 되었다. 국내에서는 1988년 뇌사 장기 기증자로부터의 간이식을 시작으로, 30여 년간 놀라운 속도로 발전하여 생체간이식 분야는 명실공히 세계 최고의 수준으로 발전하였으며, 최소침습 수술을 이용한 기증자 간 절제술, 혈액형부적합 간이식 등에서도 선도적인 역할을 하게 되었다.

장기이식의 법적 제도 마련 및 뇌사 장기 기증자 현황

1999년 「장기 등 이식에 관한 법률」이 제정되기 이전에는 법적 규정이 없어 각 병원의 자체적인 기준에 따라 뇌사자를 발굴하여 간이식을 시행하였다. 「장기 등 이식에 관한 법률」이 제정된 후 보건복지부 국립장기조직혈액관리원(Korean Network for Organ Sharing, KONOS)이 설립되었고, 국가의 모든 장기이식에 대한 승인 절차를 거침으로써, 불법 장기 매매를 근절하고 뇌사 장기 기증자 발생 시 장기 배분의 공정성을 위한 업무가 시작되었다. 이후 여러 유관 기관들의 노력과 한국장기기증원과 같은 기관의 설립으로 장기 기증의 활성화가 이루어져 2000년 이후 다소 침체되었던 뇌사 기증자가 증가하였고, 동시에 생체간이식 수술의 발전으로 국내 간이식 건수는 급속하게 증가하였다. 그러나 인구 100만 명당 11.1명의 뇌사 기증자가 발생했던 2016년을 정점으로 뇌사 기증자 수가 다소 감소하여, 2019년 기준 국내 뇌

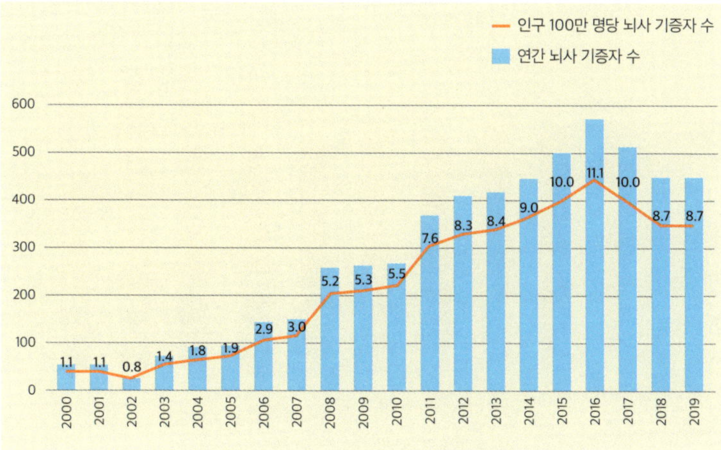

[그림 1] 국내 연간 뇌사 장기 기증자 현황

(자료: KONOS 연보)

사 기증자는 연간 인구 일 100만 명당 8.7명을 유지하고 있다([그림 1]).

생체간이식의 발전과 간이식의 증가

뇌사 장기 기증자의 부족으로 국내에서는 생체 기증자를 이용한 간이식이 발전하게 되었다. 1994년 소아 환자를 대상으로 첫 생체간이식이 시작된 이후로 1997년 성인 생체간이식이 시작되었고, 2000년에는 두 명의 생체 기증자로부터 간의 일부를 기증받아 한 명의 환자에게 간이식을 하는 2:1 생체간이식, 2007년에는 ABO 혈액형부적합 생체간이식 등이 시작되었다. 또한 생체 기증자의 수술 상처를 최소화하기 위한 노력으로 2007년 복강경을 이용한 기증자 간 절제술이

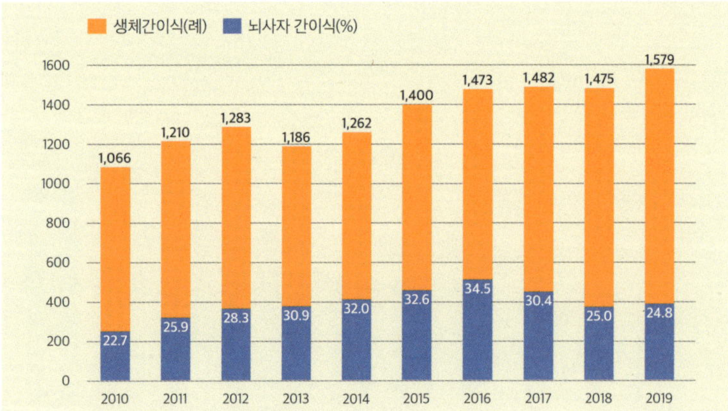

[그림 2] 국내 연간 간이식 건수

(자료: KONOS 연보)

시작되었고, 2016년에는 로봇을 이용한 기증자 간 절제술이 시행되었다. 2016년 이후로 뇌사 장기 기증자 수는 다소 감소하였으나 생체간이식이 지속적으로 증가하여 2019년 현재 국내에서는 연간 1,500례 이상의 간이식이 진행되고 있다([그림 2]).

간암 환자에 대한 간이식 현황

1960년대 초만 해도 간암은 말기 간질환 및 선천성 간질환과 함께 간이식의 주요한 적응증이 될 것으로 예상했으나 1970~1980년대를 거치면서 이식 후 높은 재발률이 확인되었고, 전체 간이식 대상 질환의 약 2%만을 차지할 정도로 중요도가 낮아졌다. 그러나 최근 간이식 성적의 전반적인 향상과 간암에 대한 간이식의 적절한 적응증

적용을 통해 간암 치료법으로서의 간이식 성적은 현저히 향상되었다. 전 세계적으로 최근 5년간 간이식 등록 현황을 보면 간암이 전체 간이식의 25~48%를 차지하고 있다.

국립장기조직혈액관리원(Korean Network of Organ Sharing, KONOS) 자료에 따르면, 매년 간암으로 인한 간이식의 증례가 늘고 있다. 특히 2002년을 기점으로 급격한 증가 폭을 보였고, 2005년 이후부터는 전체 생체간이식 환자의 30% 이상이 간암을 동반하는 것으로 나타났다. 최근에는 국내에서 간이식을 시행받는 환자의 절반 정도가 간암을 함께 가지고 있는 것으로 보고되고 있다.

간암 치료법으로서의 간이식

간암 환자에게 간이식을 고려하는 이유

간암의 원인은 만성 간질환이다. 즉, B형 간염, C형 간염, 알코올성 간염 등과 같이 기저 간질환이 있는 환자에서 합병증의 하나로 발생하는 것이 간암이다. 따라서 간암이 발생한 경우, 간암이 있는 부분을 절제하거나 국소적인 치료를 하더라도 잔존하는 간 자체에 만성 간질환이 남아 있어 다시 암을 유발할 가능성이 높다. 이것이 간암이 다른 암에 비해 재발이 잘 되는 원인이다. 이러한 이유로 간암을 처음 진단받은 환자가 어떠한 치료를 받더라도 3년 안에 절반 정도에서 재발을 경험하게 된다. 따라서 만성 질환을 가진 간을 모두 떼어 내고,

건강한 간을 이식하여 간암의 씨앗을 완전히 제거함으로써 간암 재발을 근본적으로 막아 완치를 기대할 수 있는 치료법이 간이식인 것이다.

간암에서의 간이식 적응증

간이식이 모든 간암 환자에게 완벽한 치료를 제공하는 것은 아니다. 매우 진행된 간암에서는 간이식을 하더라도 재발이 되는 경우가 많고, 간이식 후 간암이 재발하면 그 예후가 좋지 못하다. 그래서 간이식 후 간암 재발을 최소화하기 위한 이식 전 간암의 조건을 찾게 되었다. 간암 환자에 대한 간이식의 대표적인 적응 기준은 밀란 기준(Milan Criteria)으로, 1) 간외 전이나 혈관 침범이 없고, 2) 직경이 5㎝ 이하의 단일 결절이거나 3) 다발성일 때는 개수가 3개 이하이면서 각 결절의 직경이 3㎝ 이하인 경우이다. 물론, 간 이외에 전이가 있는 경우에는 간이식의 절대적 금기가 된다. 그러나 이러한 기준은 매우 제한적인 환자에게만 적용이 될 수 있어서, 최근에는 그러한 기준을 넘어서는 간암에 대해서도 간이식이 활발히 시도되고 있다. 특히, 우리나라와 같이 생체간이식을 주로 하는 나라에서는 뇌사자 중심의 서구와 달리 좀 더 적극적으로 간암에 대해 확대된 적응증을 가지고 간이식을 시행하고 있다.

세브란스병원에서는 내과, 외과, 영상의학과, 방사선종양학과 등이 함께 하는 다학제 팀을 통해, 간문맥과 같은 주요 혈관에 침윤이

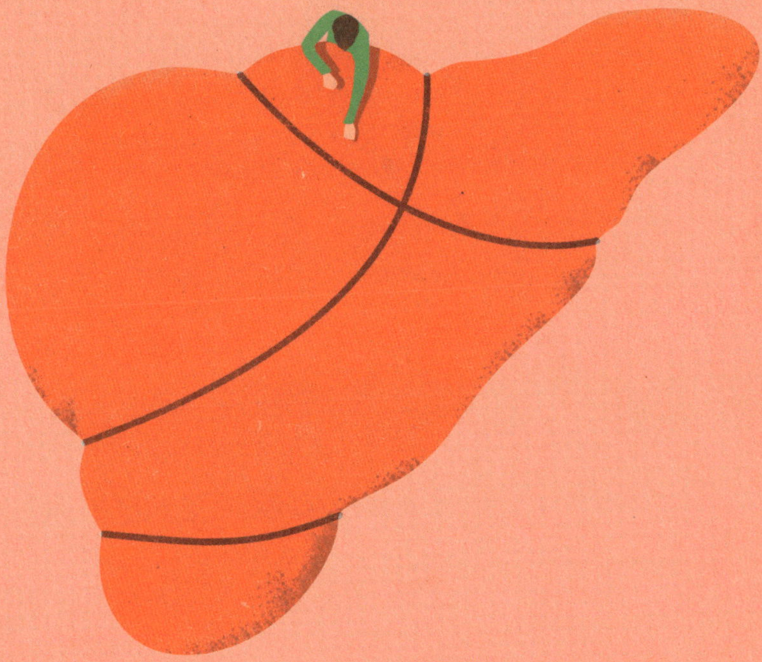

있거나 매우 진행된 국소 간암에 대해서 간이식 전 항암-방사선 병행요법 등 다양한 치료를 통해 간암의 병기를 낮추어 간이식을 시행하고 있다. 이를 통해 마땅한 치료가 없거나 간암으로 장기 생존을 기대할 수 없었던 환자들에게 간이식을 시행함으로써 환자들의 생존율을 높이려는 시도가 진행되고 있다. 이러한 확대 적응증은 모두에게 적용하기는 어렵고, 진행성 간암이 이식 전 치료에 잘 반응하여 병기가 낮아진 경우 선택적으로 시행될 수 있다. 생체간이식을 간암에 대한 완치적 치료로 받아들일 수 있는 5년 생존율의 적정선에 대해서는 논란의 여지가 있으나, 생체 기증자의 수술 위험도를 감안할 때 일반적으로 받아들여질 수 있는 간이식 수혜자의 5년 생존율을 최소 50% 이상으로 설정하자는 것이 많은 전문가들의 의견이다.

간이식의 금기증

간이식은 수술의 기술적 발전뿐만 아니라 연관 분야의 발전으로 인해 비약적인 발전을 하여 그 위험성이 많이 감소한 것이 사실이다. 그럼에도 불구하고 여전히 외과 영역에서 가장 큰 수술 중 하나이며 수술 전 간부전으로 인한 합병증, 수술 중 과다출혈, 이식 간의 허혈-재관류 손상, 이식 후 면역억제 치료에 따른 감염병의 가능성 등으로 인해 이식 전/후 집중 관리가 필요한 어려운 치료법이다. 따라서 이러한 일련의 과정을 미리 평가하여 이식이 부적절하다고 판단되는 상황이 생길 때는 간이식의 금기로 구분하게 된다. 즉 중증의 심·폐질환 환자, 간외 악성 종양 환자, 치료를 받지 않은 활동성 패혈증, 현존하는 알코올이나 정맥주사 약물 남용자 및 간이식이 불가능한 해부학적 이상을 가진 환자에게는 이식이 불가능하다.

간이식 준비

간이식을 받기 위해서는 몇 가지 준비 과정이 필요하다. 우리나라에서 시행되는 모든 간이식은 보건복지부 국립장기조직혈액관리원의 승인을 받은 후 시행되어야 한다. 따라서 간이식을 준비하기 위해서는 환자와 기증자의 의학적 조건 이외에도 승인을 위한 서류 절차가 필요하다.

장기이식 대기자 등록 및 간장 분배 원칙

뇌사 장기 기증자로부터 간을 받기 위해서는 국립장기조직혈액관리원에 간장 대기자로 등록을 해야 한다. 간장은 등록을 해 놓고 시간이 지난다고 해서 그 선정 순위가 올라가는 것은 아니다. 환자의 중증도에 따라 등급을 나누어 우선순위를 정하게 되는데, 이때 사용하는 점수가 멜드점수(MELD score: Model for End-stage Liver Disease)이다. 이는 환자의 신장 기능을 나타내는 크레아티닌 수치와 황달지표인 혈청총빌리루빈, 그리고 간에서 생성되는 혈액응고인자의 기능을 나타내는 프로트롬빈 시간(PT, INR)으로 계산된다. 6점에서 40점까지 분포하는 멜드점수가 높을수록 간장 배정의 우선순위가 높아진다. 멜드점수는 간이식을 받지 않은 말기 간부전 환자의 생존 가능성을 예측하는 점수로, 40점 이상이면 3개월 사망률이 71.3%, 30~39점이면 52.6%, 20~29점이면 19.6%, 10~19점이면 6.0%, 9점 이하면 1.9%로 예상하게 된다.

안타깝게도 우리나라는 뇌사 장기 기증자가 많지 않아, 멜드점수가 40점 가까이 되어야 겨우 뇌사 기증자의 간을 선정받게 된다. 즉, 현재 우리나라에서 뇌사 기증자의 간을 선정받는다는 것은 환자의 상태가 매우 위중함을 의미한다. 따라서 간 기능이 잘 유지되는 간암 환자는 뇌사자 간이식에 선정되기가 매우 어려운 상황이다.

생체간이식 준비

생체간이식 준비에서 가장 중요한 것은 기증자의 적합 여부이다. 기증자는 대개 가족 등 혈연관계인 경우가 많은데, 비혈연 기증자의 경우 도덕적·사회적으로 적절한 관계, 즉 순수 기증자인 경우에만 허용된다. 이러한 순수성을 증명하는 게 쉽지 않은 일이기에 비혈연 기증자로부터 간이식을 받기 위해서는 승인 과정에 많은 시간이 소요되거나 거부될 수 있다.

생체 기증자의 경우 법적으로 만 16세 이상의 건강한 성인이어야 한다. 기증자의 안전한 회복을 절대 조건으로 해야 하므로 가급적 고령의 기증자는 피하는 것이 일반적이다. 기관마다 조금씩 차이가 있을 수는 있는데, 세브란스병원에서는 만 16세 이상 65세 이하인 건강한 성인으로 그 기준을 정한다. 즉, 조절되지 않은 고혈압, 당뇨 등의 기저질환이 없고, 악성 종양의 과거력이 없고, 기본 검진상 건강 상태에 문제가 없어야 한다. 기증자의 나이가 55세를 초과하는 경우에는 기본 검사 이외에, 입원하여 추가 검사(흉부 CT, 위/대장 내시경, 심장 초음파, 폐기능 검사 등)를 받는다. 고령의 기증자에서 예상치 못하게 본인의 질병이 발견되는 경우가 있기 때문이다.

간 기증을 위해서는 무엇보다 간의 크기와 모양이 중요한데, 이는 컴퓨터단층촬영(CT)을 통해 간을 촬영하고 3차원으로 재구성하는 프로그램을 통해 가상으로 간을 절개해 봄으로써 기증자에게 남는 간이 최소 원래 간 크기의 30% 이상 됨을 확인하고, 기증하는 간의 일부가 환자에게도 충분한 양(체중 대비 간 용적 0.8 이상)이 되어야 한다. 최근에는 과체중에 의한 지방간이 있는 기증자가 많아, 이식 전에 지방간 여부를 보는 검사(간섬유화 스캔)를 시행하고, 지방간이 심한 경우에는 체중 감량 후 재검사를 하여 기증 여부를 재판정하게 된다.

간의 크기와 모양이 적합하고 건강상에 문제가 없는 것이 확인되면, 최종적으로 간의 담도 구조를 확인하기 위해 자기공명영상(MRI)을 촬영한다. 혈관이나 담도의 구조가 복잡하여 수술 진행 시 기증자 혹은 환자에게 위험한 상황이 예상되는 경우에는 기증이 어려울 수도 있다. 이러한 의학적 조건이 모두 확인되고 나면, 국립장기조직혈액관리원의 승인 절차를 밟아야 한다.

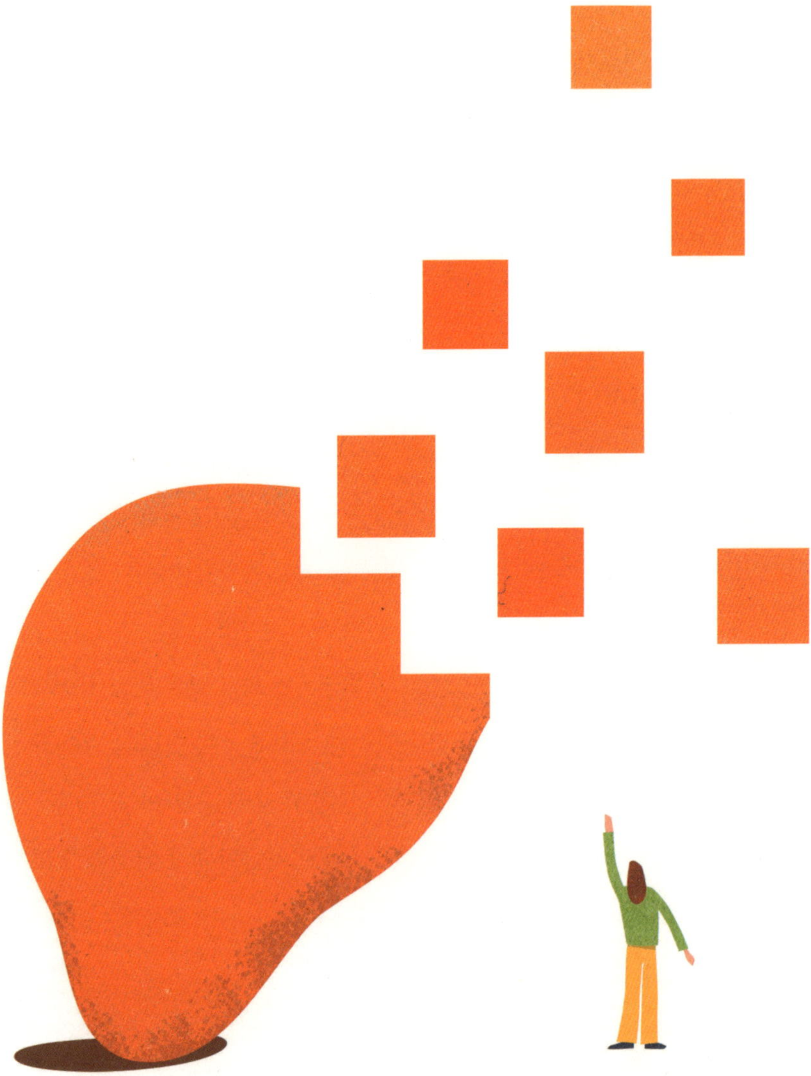

간이식 수술법

간이식 수술은 크게 뇌사 장기 기증자로부터 전체 간을 받는 전간이식과, 생체 기증자로부터 간의 일부를 기증받는 생체간이식이 있다. 간은 하나의 장기이지만 해부학적 구조에 따라 좌간(좌엽)과 우간(우엽)으로 구분하며, 우간은 다시 우전구역과 우후구역으로 나뉘고, 좌간은 좌외측간과 좌내측간으로 나뉜다. 대부분의 성인 간 생체이식은 우간엽을 활용하여 시행되지만, 환자와 기증자의 체격이나 간의 크기에 맞추어 좌간 또는 다양한 간의 일부 구역을 사용할 수도 있다.

뇌사자 전간이식

뇌사자로부터 전체 간을 기증받는 경우는 환자의 병든 간을 모두 떼어 낸 자리에 그대로 전체 간을 넣고 이식을 하게 된다. 전체 간을 받기 때문에 간의 용적이 부족한 문제는 없으나, 뇌사 기증자일 때는 나이가 많거나 이식 전 저혈압, 감염, 심정지 병력 등으로 기증 간의 상태가 좋지 못한 경우가 있을 수 있다. 또한 환자가 있는 병원으로부터 원거리에 뇌사 기증자가 있을 때는 기증 간을 적출하여 옮겨오는 동안 혈액 공급이 되지 않아 발생하는 허혈 손상의 가능성도 있어서 이식 후 간 기능 회복이 더딘 경우도 발생할 수 있다. 그러나 전체 간을 이식하므로 연결하는 혈관이나 담도가 굵어 수술이 용이한 장점도 있다. 앞서 보았던 대로 국내에서는 뇌사자 장기를 받는 환자의 상태가 매우 불량하기 때문에 환자 상태에 따라 수술 후 회복하는 과정에 세심한 주의를 기울여야 한다.

생체간이식

대부분의 성인 생체간이식은 기증자로부터 변형우간엽절제술을 통해 중간정맥(middle hepatic vein)을 포함하지 않는 간우엽을 이용한다. 이 경우에는 우전구역에서 중간정맥으로 혈액이 빠져나가지 못하게 되므로, 이를 인조혈관 등으로 대체하게 된다. 뇌사자 전간이식과 달리 절개된 간에서 연결할 혈관들이 많이 나올 수 있고, 간문맥의 길이가 짧아 수술의 난이도는 올라간다. 또한 우간동맥은 직경이 2㎜ 정도로 가늘어 현미경 등을 활용하여 미세접합을 해야 한다.

환자의 체구에 비해 기증자의 간이 크거나, 기증자 간의 해부학적 구조가 적합한 경우에, 우간엽 대신 좌간엽이나, 간 우후구역 또는 우전구역을 사용하기도 한다. 한 명의 기증자로부터 얻을 수 있는 간의 용적이 너무 적은 경우에는 두 명의 기증자로부터 각각 일부 간을 얻어 한 명의 환자에게 이식하는 2:1 간이식(Dual donor liver graft)을 할 수도 있다.

간암 환자는 이식 전에 간절술이나 색전술, 고주파열치료, 방사선 치료 등 다양한 치료를 받은 병력이 있는 경우가 많아 간 주변 장기와의 유착이나 혈관 손상 등이 있을 수 있고, 간암의 위치가 주요 혈관 주변에 있거나 횡격막에 붙어 있을 때는 혈관이나 횡격막을 포함해서 절제해야 하는 경우가 있어 수술의 범위가 커지거나 출혈의 위험성이 있을 수 있다. 간동맥의 손상이 있는 경우에는 간 주변의 다른 혈관을 끌어다가 이식 간에 연결해 주어야 하는 경우도 있다.

기증자 간 절제술은 과거에는 우측 갈비뼈 아래에 큰 절개창을 내어 수술을 했으나, 최근에는 복강경이나 로봇을 활용하여 상복부에는 흉터를 거의 남기지 않고, 허리띠 아래쪽에 13~15㎝ 정도의 절개창을 내어 간을 꺼내는 최소침습 수술을 많이 시행한다. 부득이 개복을 하는 경우에도 상복부 정중앙에 13~15㎝ 정도의 절개를 하게 된다.

혈액형부적합 간이식

장기이식도 혈액을 수혈하는 것과 마찬가지로 적합한 혈액형의 장기를 이식해야 한다. 즉 동일한 혈액형의 기증자로부터 간이식을 받거나, O형 기증자로부터 간이식을 받으면 문제가 없다. 환자가 AB형인 경우는 모든 혈액형의 기증자로부터 간이식을 받을 수 있다. 그런데 최근에는 혈액형이 이식에 적합하지 않아도 간이식 전에 탈감작요법을 통해 성공적인 간이식을 할 수 있게 되었다.

탈감작요법은 기관마다 조금씩 차이가 있지만, 크게는 다른 혈액형의 장기가 들어왔을 때 바로 면역학적으로 공격을 할 수 있는 혈액 속의 항체를 걸러내는 혈장교환술과, 항체를 만들어 내는 면역세포인 B림프구를 제거하는 리툭시맵이라는 약물을 사용하는 두 가지 방법을 병용하는 것이다. 혈액형부적합 간이식을 하는 경우, 적합한 경우에 비해 이식 후 급성 거부반응의 발생이나 담도합병증이 조금 더 발생할 수 있다는 보고가 있지만, 장기 생존에는 큰 차이가 없는 것으로 보고되고 있다. 따라서 기증자가 부족한 상황에서 혈액형부적합 간이식은 좋은 대안이 될 수 있다.

간이식 후 생존 성적과 관리

간이식 후 생존율

최근에는 간이식 후 1년 생존율이 90%를 상회하고 5년 생존율도 80% 이상을 보인다. 특히 간암이 밀란 기준에 부합하는 경우에는 3년 누적 생존율이 간암이 없는 경우와 비슷한 정도로 80%를 상회한다.

간이식 후 간암의 재발

간이식 후에는 거부반응을 막기 위해 면역세포의 기능을 저하시키는 면역억제제를 복용하게 된다. 면역억제제 복용으로 외부에서 들어오는 세균이나 바이러스 등의 감염에 취약하게 될 뿐만 아니라, 암세포의 증식을 막는 능력이 다소 떨어져 암 발생률이 올라갈 수 있다. 특히 이식 전 간암이 밀란 기준을 초과하는 경우에서는 간이식 후 간암의 재발률이 높아진다. 간암으로 간이식을 받은 환자의 평균 10~15% 정도에서 간암 재발이 보고되고 있는데, 이들은 대부분 밀란 기준을 초과하는 진행성 간암인 경우가 많다. 간암이 재발하는 경우에는 대부분 간이식 후 2년 안에 재발을 경험한다.

간이식 후 간암의 재발 양상은 간 절제술과는 다른 양상을 보인다. 간 절제술 후에는 주로 국소 재발이 흔한 반면, 간이식 후에는 혈행성 파급을 통한 간외 재발이 더 흔히 나타난다. 간외 전이가 단독으로 발생한 경우가 53%로 가장 많고, 간외 및 간내 재발을 동반한 경우가 31%, 간내 재발이 16%의 순이다. 간 이외 전이 장소로는 폐(43%)와 뼈(33%)가 흔하다. 그 외 주위 림프절, 부신, 뇌 등으로도 전이된다.

간이식 후 재발된 간암은 대부분 진행 경과가 빠르고 예후가 좋지 않다. 이식 후 재발까지의 기간은 평균 4~12개월이며, 재발 암의 90% 정도가 이식 후 2년 이내에 발생한다. 간암이 재발한 경우 5년 생존율은 25% 미만으로 예후가 매우 좋지 않다. 그러나 간이식 후 간암이 재발하더라도 수술이나 방사선 치료 등 국소 치료 및 전신 항암요법을 적극적으로 시행함으로써 생존율을 높이는 다양한 시도를 할 수 있다.

간이식 후 추적 관찰

간이식 후 간암 재발을 발견하기 위한 추적 관찰에 아직까지 표준화된 방법은 없으며 대부분의 기관에서 간 절제술 후 재발을 발견하기 위한 추적검사 방법을 준용하고 있다. 간이식 후에는 정기적인 외래 진료를 받는데, 1년까지는 대개 1개월 간격으로 외래 방문을 하게 되고, 1년이 넘어가면 상태에 따라 1~3개월 정도 간격으로 외래 진료를 받게 된다. 이때, 혈청 알파태아단백 및 PIVKA-II 등과 같은 종양표지자와 CT, MRI 등과 같은 영상 검사를 통해 간암의 재발을 확인한다. 검사 시행의 간격이나 방법은 병원별로 차이가 있을 수 있다.

재발 방지를 위한 고려

앞서 언급한 대로, 간이식 후 면역억제제의 사용은 간암 재발을 촉진할 수 있다. 따라서 간암으로 간이식을 시행한 이후에는 거부반응의 위험과 간암 재발의 위험 사이에서 적절한 균형을 맞추어 면역억제제를 사용해야 한다. 아직까지 간이식 후 간암 재발을 막기 위한 예방법은 정해져 있지 않다. 그러나 최근 면역억제제 중 항증식 효과가 나타나는 mTOR(Mammalian Target of Rapamycin) 억제제 사용이 간암 환자의 간이식 후 재발률을 감소시켜 높은 환자 생존율을 보인다는 보고가 있어, 간암 환자의 보조 면역억제 요법으로 많이 사용되고 있다.

간이식 후 발생할 수 있는 합병증 및 관리

간이식은 수술 전 환자 상태가 위중하고, 수술의 범위가 넓고, 수술 후 면역억제제를 복용하는 등 관련 합병증의 발생 위험도 높다. 간이식 후 초기에는 수술 관련 합병증이 주로 발생하고, 장기적으로는 면역억제제 사용 등으로 인한 내과적 합병증의 빈도가 높아져 이에 대한 관리가 필요하다.

간이식 후 1년 이내에 5~10%의 수혜자가 여러 가지 원인에 의한

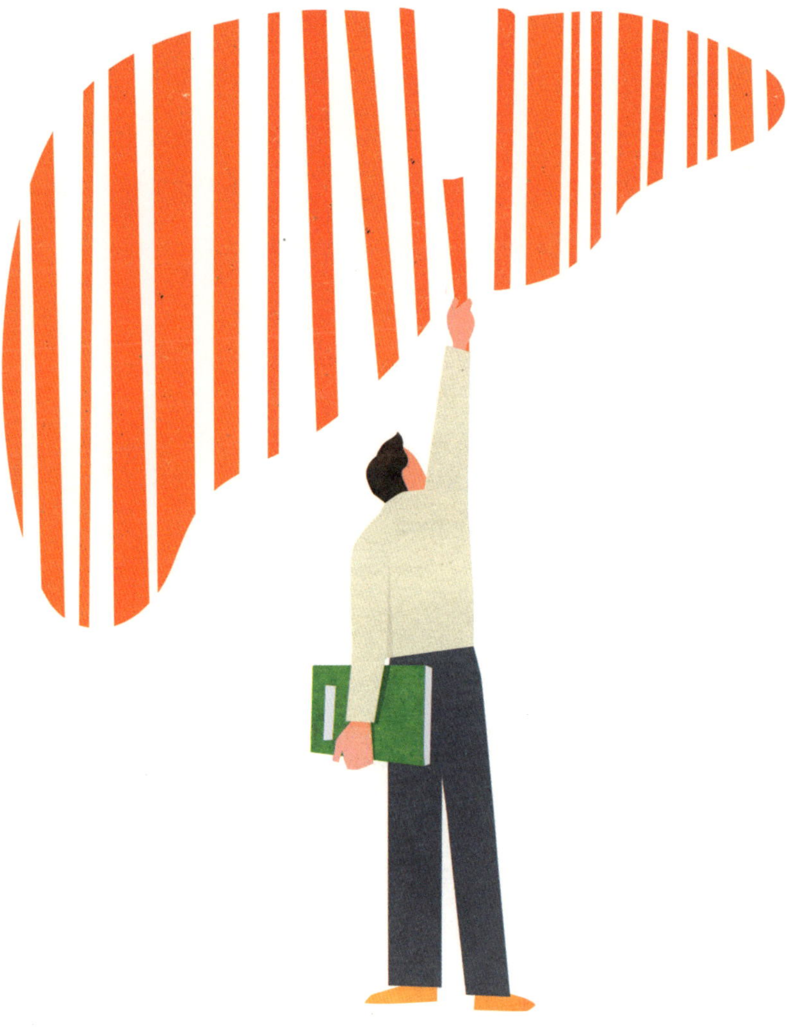

합병증으로 사망한다. 일차성 이식편 기능부전, 감염(폐렴, 요도염, 복막염, 진균 감염, 바이러스 감염 등), 거부반응, 출혈, 창상 문제, 혈관 및 담도계 합병증 등이 원인이 될 수 있다. 간이식 1년 이후에 발생하는 합병증으로는 원인 질환의 재발(간암, 바이러스 간염, 알코올 재섭취 및 자가면역성 간염), 후기 담도 및 혈관 합병증 등 이식 관련 질환과 당뇨병 및 고혈압, 심혈관 질환, 신부전, 고지혈증, 비만, 대사증후군, 골다공증 등 성인병 발생률이 일반인보다 증가한다. 피부암, 고형장기암 및 이식후림프계증식질환 등 종양 발생이 일반인보다 다소 높을 수 있어, 만성 질환 관리를 위한 식이요법 및 운동 등의 관리가 필요하며, 정기적인 외래 진료 및 검사를 통해 합병증의 조기 발견과 합병증 발생 시 관련 임상과의 협진 등을 통해 해결해 나가는 노력이 필요하다.

이와 같은 합병증의 발생 가능성에도 불구하고, 많은 환자들이 간이식을 통해 간암을 완치하여 암으로부터 자유로운 정상적인 삶을 살게 된다.

간암 환자가 간이식을 고려하는 시점

간암은 암의 위치와 크기, 병기에 따라 다양한 치료적 접근이 가능한 질병이다. 간 기능이 잘 유지된다면 진단 초기부터 바로 이식을 고려하기보다는 좀 더 비침습적인 치료를 선호하게 된다. 그러나 간암은 간 전체를 뒤덮은 원인 간질환이 해결되기 전까지는 매우 재발을 잘

하는 질환이므로, 간이식 이외의 치료법을 선택한다고 하더라도 진단 초기부터 간이식을 염두에 두고 치료하는 게 좋다. 특히, 간 절제술 후 남은 간에 간암이 재발하는 경우, 반복적인 색전술에도 지속적으로 재발하는 경우, 간의 양측을 침범하는 다발성 간암인 경우, 간 기능 저하를 동반한 간암의 경우에는 적극적으로 간이식을 고려해야 한다.

08

간암의
전신 항암약물요법

최혜진 연세암병원 간암센터 교수(종양내과)

간암에서 전신 항암약물요법 대상은 진행성 간암으로 간외 전이가 있거나, 간문맥혈관을 침범하는 경우이다. 또한 간동맥 색전술 등과 같은 국소 치료에 실패하거나 국소 치료가 도움이 되지 않은 상황(많은 부작용 발생 우려나 적은 기대 효과 때문에)에서 전신 항암약물 치료를 고려하게 된다.

항암약물요법의 종류

항암약물요법은 크게 세 가지 종류가 있다.

첫째, 세포독성항암제는 정상 세포보다 빠르게 분열하는 암세포를 공격하는 약물이며 주된 부작용으로는 백혈구감소증, 혈소판감소증, 구토, 탈모 등이 있다. 소라페닙이 개발되기 전에는 간 기능이 좋은 환자에게 투여하기도 하였지만, 현재는 극히 일부 환자들만 사용

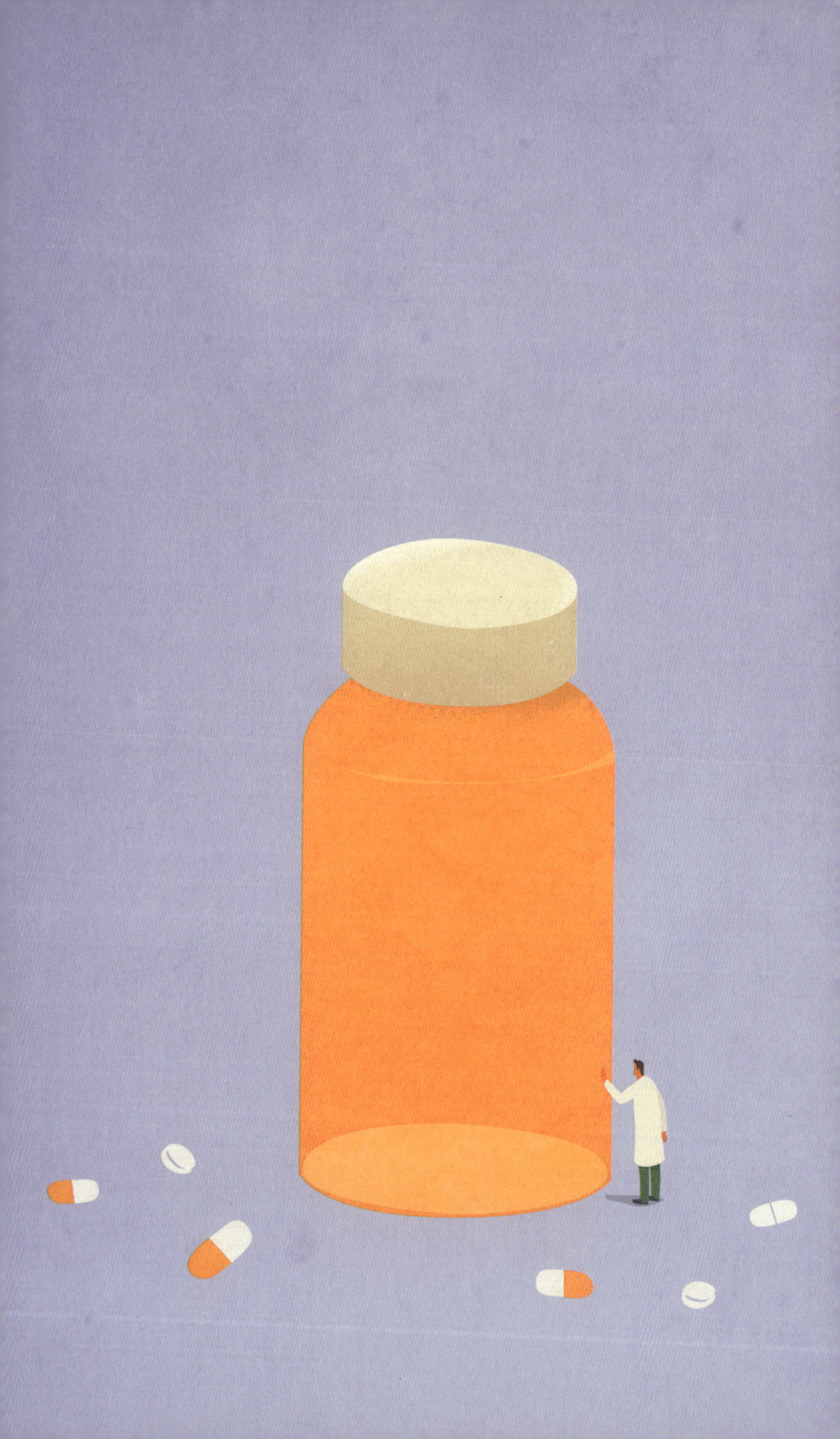

하고 있다. 간 기능이 저하된 간암 환자에게는 심각한 부작용을 유발하기도 하며, 효과를 입증하지 못했기 때문이다.

둘째, 표적항암제는 정상 세포와 다른 암세포의 성장, 전이 등에 관여하는 세포 내의 특정 부분을 표적으로 하여 암세포만을 선택적으로 억제하려고 개발된 약물이다. 간암에서 사용되는 소라페닙, 렌바티닙, 레고라페닙, 베바시주맙 등이 표적항암제이다. 간암에서는 특히 혈관신생과 관련된 표적을 타깃으로 하는 표적항암제가 주로 개발되어 있다.

셋째, 면역항암제는 암세포 주변에 모이는 면역세포들의 기능을 강화시켜서 암 치료를 하는 방법이다. 면역관문억제제가 주로 사용되고 있다. 면역관문이란 면역세포가 특정 항원을 인지한 후 공격할지를 결정하는 과정과 관련된 세포 표면 수용체-리간드 집합이며, 대표적으로 억제 신호를 통해서 항종양면역반응을 억제시키는 PD-1/PD-L1, CTLA-4를 억제하는 약물이 현재 사용 중이다. 이 외에도 많은 약물이 개발되고 있다.

면역항암제에 효과를 보일 때는 그 반응이 오랫동안 유지되는 경우가 종종 있다. 면역항암제의 부작용은 면역반응 항진으로 인해 전신에 자가면역질환과 비슷하게 나타날 수 있다. 면역 관련 부작용은 피부 발진, 설사, 간질성 폐렴, 간염, 갑상선 기능 이상, 심근염 등이 나타날 수 있다.

현재 다양한 약제가 식약처 승인, 신속승인을 받아서 사용되거나 또는 사전신청요법으로 제한적으로 사용되고 있다.

간암에서 전신 항암약물요법을 고려할 때 또 다른 중요한 점은 간 기능이다. 따라서 차일드-퍼(Child-Pugh) 점수를 이용해서 6점 이하가 A이고, 이러한 간 기능 A등급 환자 대상으로 전신 항암약물요법에 대한 임상 연구가 시행되었고, 임상에서도 주로 권유되고 있다. 간 기능이 C인 경우는 전신 항암약물요법의 효과를 기대할 수 없고 부작용이 우려되므로 보존적 치료만 추천된다.

주요 항암약물

1차 전신 항암약물 치료제

소라페닙

소라페닙(Sorafenib)은 주로 혈관내피성장인자수용체 2(VEGFR-2), 혈소판유래성장인자수용체(PDGFR) 등을 표적으로 하는 경구용 표적항암제로 진행성 간세포암에서 최초로 생존율 증가를 입증한 항암제이다. 2007년에 서양에서 주로 진행된 3상 연구(SHARP 연구)가 발표되었다. 간동맥 색전술 치료 대상이 되지 못하는 간외 전이가 있거나 간문맥침범이 있는 간세포암 환자를 대상으로 소라페닙을 투여한 결과 위약을 투여받은 환자들의 중앙 생존 기간은 7.9개월이었으나 소라페닙을 투여받은 환자들은 10.7개월로 유의하게 길었다. 질병 진행까지의 시간도 소라페닙 투여군에서 5.5개월로 위약군의 2.8개월에 비해 길게 확인되었다. 병변의 면적이 30% 이상 감소하는 경우 항암제에 반응한다고 하는데, 반응률이 소라페닙군은 2%, 위약군은 1%로 나타났다. 아시아 태평양 지역에서 시행한 임상 연구에서도 소라페닙 투여 시 전체 중앙 생존 기간이 6.5 개월로 위약 투여군의 4.2개월보다 향상됨을 증명하였다.

소라페닙 부작용에는 손발증후군, 설사, 피로감, 고혈압 등이 있다. 부작용은 투여 초기부터 나타나서 환자들이 약 복용을 거부하는 경우도 있으나, 이때는 부작용 관리를 통해서 최대한 투약을 지속하

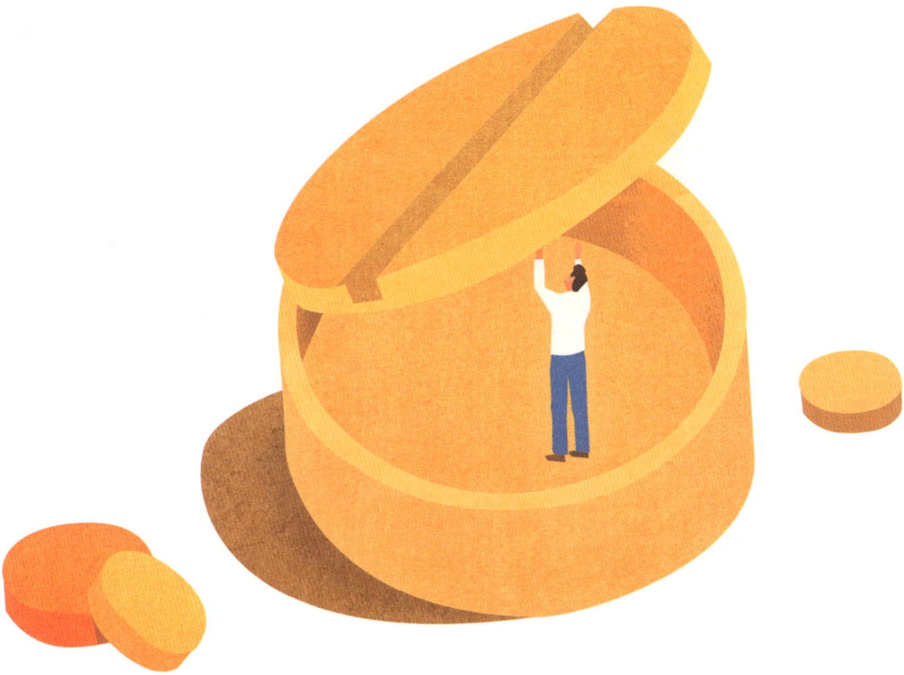

려고 노력해야 한다. 손발증후군이나 고혈압 등의 부작용 발생 시에 오히려 소라페닙 효과가 좋을 수 있다는 보고도 있기 때문이다.

렌바티닙

렌바티닙(Lenvatinib)은 혈관신생과 관련된 VEGFR-1, 2, 3 및 FGFR-1, 2, 3, 4 등을 표적으로 하는 표적항암제이다. 소라페닙이 간암에서 1차 치료제로 사용된 지 10년 만에 새로운 약제로 개발, 사용되고 있다.

소라페닙과 비교한 3상 연구(REFLECT 연구)에서 렌바티닙 복용군의 중앙 생존 기간은 13.6개월, 소라페닙군은 12.3개월로 확인되어 비열등성을 증명하였다. 무진행 생존 기간은 렌바티닙군과 소라페닙군이 각각 7.3개월, 3.6개월이었고, 객관적 반응률은 각각 18.8%, 6.5%로 렌바티닙이 더 나은 결과를 보였다.

흔한 이상 반응은 고혈압, 피로, 설사, 식욕감소, 손발증후군, 단백뇨, 갑상선기능저하증이다. 주기적으로 혈압과 단백뇨, 갑상선 호르몬 검사를 시행하는 것이 부작용 관리에 도움이 된다.

진행성 간암 1차 치료에 렌바티닙+펨브롤리주맙 병용 요법과 렌바티닙 단독 요법을 비교하는 대규모 연구((LEAP-002)가 2022년 발표되었다. 렌바티닙을 면역항암제와 병용하는 것이 단독 치료에 비해서 더 나은 결과를 보여 주지 못했고, 간암의 1차 치료제로서 렌바티닙 단독 요법이 여전히 효과 있음을 보여 주었다. 이 연구에서는 렌바티닙을 사용한 군의 총 생존 기간이 19개월로 나타났고, 이는 REFLECT 연구의 13.6개월보다 길다. 이는 그동안 간암에서 새로운 약제들이 개발되면서 추가적인 약제를 사용할 수 있었기 때문이라 생각된다.

아테졸리주맙과 베바시주맙

아테졸리주맙(Atezolizumab)은 면역관문억제제이고, 베바시주맙(Bevacizumab)은 혈관내피세포성장인자(VEGF)에 대한 항체로 표적치료제이다. 임상 연구(IMbrave150 연구)에서 소라페닙과 비교해서 중앙 전체 생존 기간이 19.2개월(소라페닙 13.4개월)이었으며, 무진행 생존 기간이 6.9개월(소라페닙 4.3개월)로 효과를 입증하였다.

이 연구를 토대로 한국에서도 전신 상태가 양호하고 간 기능이 차일드-퍼(Child-Pugh) 등급 A인 경우 보험 적용이 되어 1차 치료제로 많이 이용되고 있다. 이 병용 요법은 객관적 반응률도 27.3%로 소라페닙(11.9%) 에 비해 높았다. 부작용은 고혈압, 피로감, 단백뇨, AST 상승, 갑상선기능저하증, 출혈 등이 있다. 자각면역질환이 있거나, 면역억제제를 복용하는 경우, 장기이식을 받은 경우 및 출혈에 대한 고위험군은 이 병용 요법을 투여하기 어렵고 다른 1차 치료제를 고려해야 한다.

더발루맙과 트레멜리무맙

더발루맙(Durvalumab)은 PD-L1에, 트레멜리무맙(Tremelimumab)은 CTLA-4에 작용하는 면역관문억제제이다. 두 가지 병용 요법과 소라페닙을 비교한 3상 연구(HIMALAYA 연구) 결과 중앙 전체 생존 기간이 16.43개월 대 13.77개월로 면역항암제 병용 요법이 더 좋은 효과를 보였다. 이 연구는 2022년 결과가 발표되었고 아직 우리나라에서 보험이 적용되지 않으나 출혈 부작용이 없기 때문에 아테졸리주맙과 베바시주맙을 사용하기 어려운 환자에게 고려해 볼 수 있는 치료제이다.

2차 이상 전신 항암약물 치료제

현재까지 발표된 간암의 2차 치료제는 모두 소라페닙 치료 실패 후에 사용하는 약제에 대한 것이다. 따라서 아테졸리주맙과 베바시주맙 요법을 사용한 후 또는 렌바티닙을 사용한 후의 2차 약제에 대해서는 연구 결과가 부족하며, 임상 연구 참여가 권유되고 있다. 이 글에서 소개할 약들은 모두 소라페닙 치료 실패 후 사용되는 약제이다.

레고라페닙

레고라페닙(Regorafenib)은 혈관신생을 억제하는 표적치료제이다. 소라페닙 치료에도 간세포암이 진행하고, 간 기능이 양호하고 소라페닙 부작용으로 약물 중단을 하지 않았던 환자를 대상으로 2차 치료제로 레고라페닙과 위약을 비교하는 3상 연구(RESORCE 연구)가 발표되

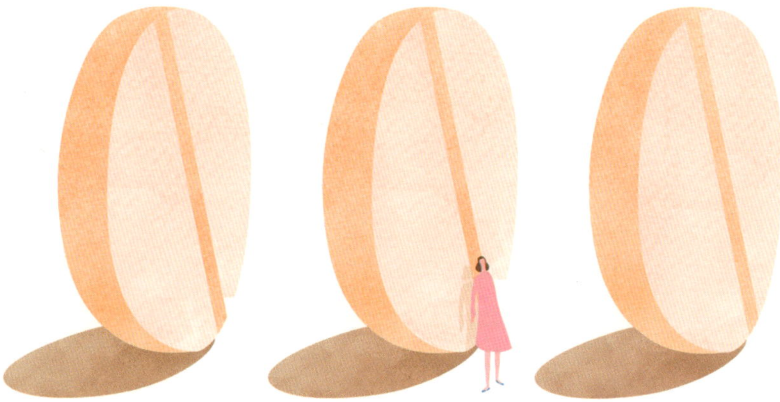

었다. 레고라페닙의 중앙 생존 기간이 10.6개월, 위약이 7.8개월로 레고라페닙이 유의하게 길어서 2차 치료제로 사용되게 되었다. 부작용은 고혈압, 손발증후군, 피로감, 설사 등이 있다. 현재 소라페닙을 투여 후에 보험으로 사용 가능하다.

카보잔티닙

카보잔티닙(Cabozantinib)은 간세포성장인자수용체(c-Met)와 '혈관내피성장인자수용체-2(VEGFR-2)'를 억제하는 경구용 표적항암제이다. 소라페닙을 포함하여 최대 두 가지 전신 치료를 받은 간암 환자를 대상으로 3상 연구에서 카보잔티닙 치료군의 중앙 생존 기간은 10.2개월로 위약 8.0개월보다 유의하게 향상되었다. 이 연구를 토대로 진행성 간암에서 2차 또는 3차 치료제로 사용되고 있다. 주된 부작용은 손발증후군, 고혈압, AST 상승, 피로, 설사 등이 있다.

라무시루맙

라무시루맙(Ramucirumab)은 혈관내피세포성장인자수용체-2를 표적으로 하는 항체치료제이다. 진행성 간암 환자 중 소라페닙 치료에 실패하고 혈청 알파태아단백이 400ng/㎖ 이상인 환자를 대상으로 진행한 3상 연구에서 중앙 생존 기간이 라무시루맙 8.5개월, 위약 7.3개월로 의미 있는 결과를 보여 주었다. 부작용은 고혈압, 저나트륨혈증 등이 있다.

니볼루맙과 이필리무맙

소규모 환자를 대상으로 한 1/2상 연구인 체크메이트 040 연구는 145명의 환자에서 2차 치료제로 면역관문억제제인 니볼루맙(Nivolumab)을 투여했을 때 20%의 반응률과 12개월 생존율이 60%임을 보고하였다. CTLA-4에 대한 면역관문억제제인 이필리무맙(Ipilimumab)과 니볼루맙을 병용한 소규모 임상 연구 결과 반응률 33%를 보이고, 12.5~22.8개월의 중간 생존 기간을 보였다. 현재 이 병용요법도 2차 약제로 사전신청요법으로 사용되고 있다.

펨브롤리주맙

펨브롤리주맙(Pembrolizumab)은 PD-1에 작용하는 면역항암제이다. 소라페닙에 실패한 간암 환자에게 펨브롤리주맙과 위약을 투여한 3상 연구(KEYNOTE-240)에서 중앙 생존 기간은 펨브롤리주맙이 13.9개월, 위약이 10.6개월로 나은 결과를 보였으나, 연구 가설에는 미치지 못하여 실패한 연구로 확인되었다. 이 중 아시아인 환자를 부분적으로 분석했을 때 펨브롤리주맙 13.8개월 대 위약 8.3개월로 유의하게 좋은 결과를 보였다. 또 다른 3상 연구인, 아시아인 환자를 대상으로 소라페닙 치료나 옥살리플라틴에 실패한 환자를 대상으로 한 연구에서 펨브롤리주맙이 위약에 비해서 중앙 생존 기간이 14.6 개월 대 13.0 개월로 유의하게 향상됨을 증명하였다. 현재 2차 약제로서 사전 신청요법으로 사용되고 있다.

보조요법

근치적 치료 후에 재발을 막기 위해 추가적으로 시행되는 것으로, 간암에서는 현재까지 효과를 입증한 치료제는 없었다. 2023년 1월 재발 위험이 높은 초기 간암 환자에게 절제술 후에 아테졸리주맙과 베바시주맙을 병용한 요법이 무재발 생존 기간을 향상시킨다는 언론 발표가 있었는데, 구체적인 연구 결과를 기다려 보아야 할 것이다.

부작용 관리

손발증후군

신생혈관을 억제하는 경구용 표적항암제에서 주로 발생하는 부작용이다. 환자들이 가장 힘들어하는 부작용으로 손과 발에 티눈같이 통증을 유발하는 각화층이 생기거나 물집이 잡히는 것이다. 치료 전에 각질을 제거하고, 피부 변화를 잘 관찰하고, 수분을 많이 섭취하며, 편한 신발을 신는 것이 필요하다. 유레아가 함유된 크림을 사용해서 특히 굳은살이 있는 부위를 관리하고, 알코올 성분이 없는 보습제를 바른다. 일을 할 때는 장갑을 껴서 손을 보호하고 걸레를 비틀어 짜거나 하는 집안일은 피하는 게 좋다. 뜨거운 물을 피하고 미지근한 물을 사용하는 등의 손발 관리가 필요하다. 통증이 심하고, 피

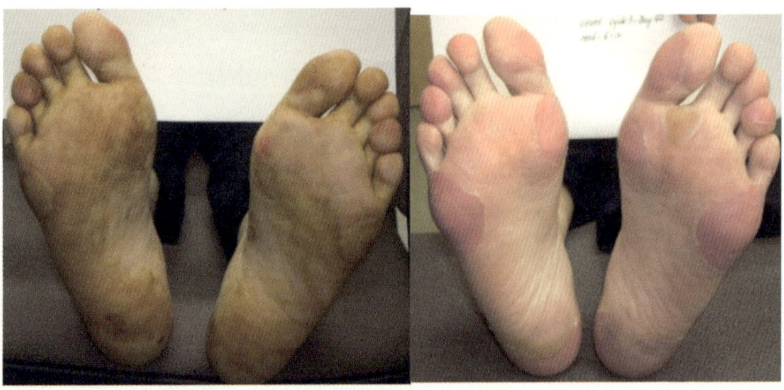

심한 단계의 손발증후군(왼쪽), 회복된 모습(오른쪽)

부가 벗겨지고 진물이 날 때는 진통제를 복용하며 상처 관리를 하고, 약제를 잠시 중단하거나 용량을 줄이는 등의 투약 스케줄 조정이 필요하다.

설사

표적항암제, 면역항암제 모두 설사를 유발할 수 있다. 평소에 충분한 수분을 섭취하고, 식사는 소량씩 자주 하는 것이 좋으며, 장을 자극하거나 가스를 생성시키는 음식은 피해야 한다. 지사제를 상비약으로 가지고 있다가 설사가 생기면 투여하는 것이 부작용 조절에 도움이 된다. 설사의 양상이 물과 같고, 하루 이상 지속되고, 열이나 복통이 동반되거나, 음식 섭취가 어렵고, 출혈이 동반되는 경우는 반드시 의료진의 진료가 필요하다. 면역항암제 투여 중에 발생한 설사는 면역항암제에 의한 장염일 가능성이 크며, 스테로이드 등의 면역억제제가 필요할 수 있으므로 반드시 의료진의 진료를 받아야 한다. 면역항암제는 주로 투여 2~3개월 이후부터 부작용이 나타나는 경우가 많으므로 주의해야 한다.

고혈압

신생혈관 억제와 관련된 항암제들은 고혈압을 유발할 수 있다. 이런 약제를 투여 중일 때는 주기적으로 혈압을 측정해야 한다. 고령이거나 평소에 고혈압이나 심혈관계 질환이 있는 경우 특히 주의해야

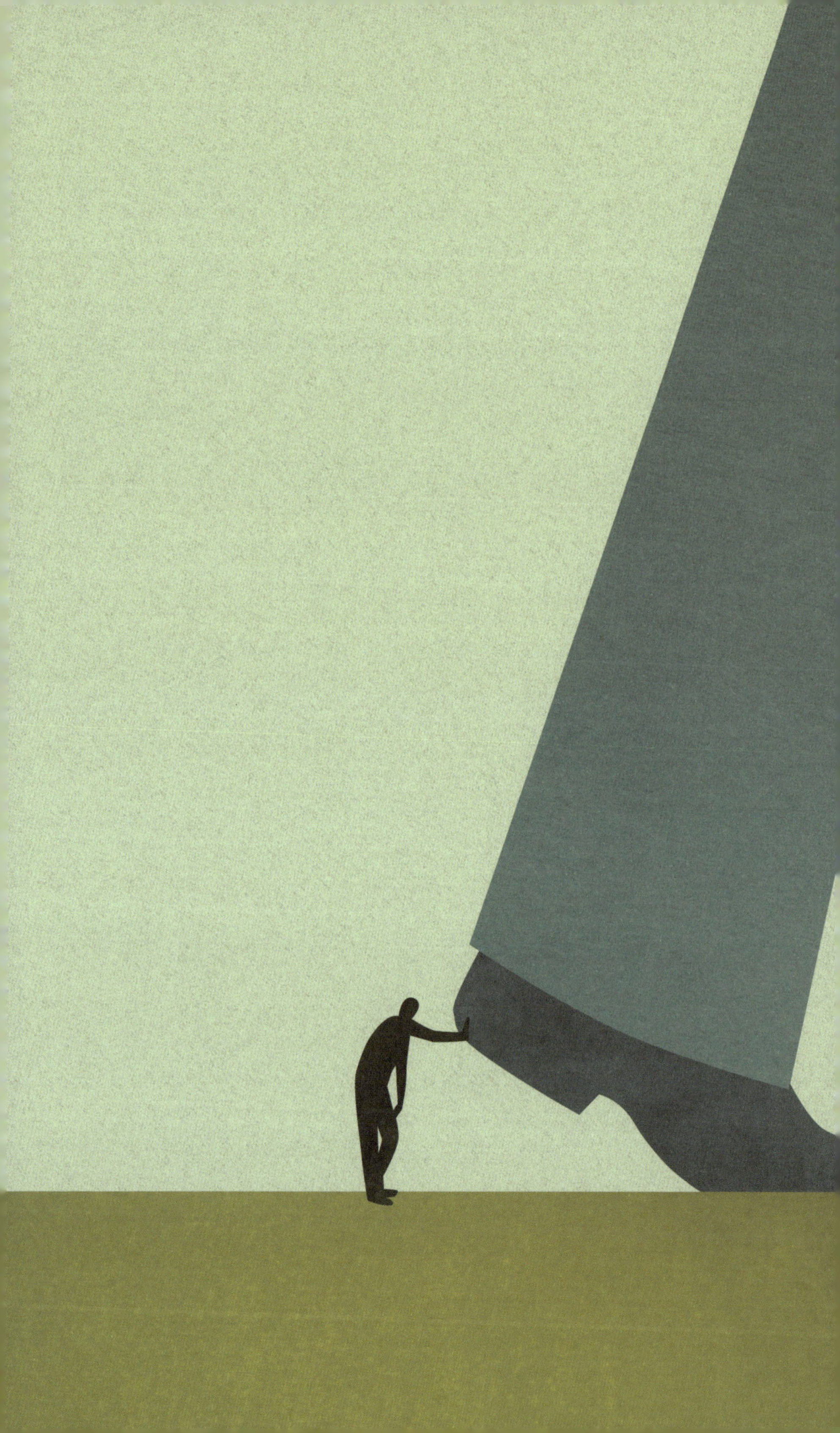

한다. 고혈압이 발생하거나 기존 혈압이 조절되지 않을 때는 항고혈압제를 처방받거나 추가해야 한다.

갑상선염

갑상선 기능이 올라가는 갑상선기능항진증은 주로 심장박동이 빨라지고, 체중이 줄고, 땀이 많이 난다. 갑상선 기능이 떨어지는 갑상선기능저하증은 체중이 늘고, 피곤하고, 추위를 많이 타는 증상이 나타난다. 이러한 기능 변화 두 가지가 모두 나타날 수 있으므로, 면역항암제와 표적항암제를 투여받는 환자는 주기적인 혈액검사로 갑상선 기능을 확인해야 한다. 이상이 발견되면 내분비내과 의사와 상의하여 갑상선에 대한 약을 복용하면 된다.

그 외 면역항암제의 중증 부작용

갑자기 기침이 심해지고 호흡곤란이 발생하면 면역항암제로 인한 간질성 폐렴일 수 있으므로 반드시 병원에 내원해야 한다. 또한 갑자기 피로해지면서 황달이 생기면 면역항암제로 인한 간염일 수 있으니 병원에 내원해야 한다. 이 외에도 심근염, 뇌염, 뇌하수체염 등 전신에서 이상 반응이 나타날 수 있다. 이러한 위중한 부작용이 생기면 조기에 병원에 내원해서 면역억제제를 투여해야 하므로, 여러 가지 가능성을 인지하고 있는 것이 중요하다.

09

난치성 간암의 희망의 빛, 방사선 치료

성진실 연세암병원 간암센터 방사선종양학과 교수

방사선 치료는 외과적 수술, 항암약물 치료와 함께 3대 암 치료법 중 하나로, 고에너지 방사선을 인체에 조사하여 암세포를 없애는 방법이다. 정밀한 치료 설계를 통해 암세포에는 집중적으로 방사선을 조사하여 암세포를 파괴하거나 성장을 억제하고, 주변 정상 세포의 피해는 최소한으로 줄이는 데 그 목적이 있다.

방사선 치료란 무엇인가?

방사선 치료에 이용되는 고에너지 방사선으로는 흉부 엑스레이나 CT 촬영에서 사용하는 진단용 엑스(X)선과 비교했을 때 종류는 같으나 1,000배 이상의 강한 에너지인 치료용 X선이 가장 많이 사용되며, 그 외 감마선, 양성자(proton), 중입자(heavy particle) 등 다양한 종류의 방사선이 치료에 이용된다. 방사선 치료는 보통 외래 통원 치료로 이루어지며 1일 수분에서 20~30분 정도의 시간이 소요된다. 특히 치료 시 통증이 없고, 정상 장기 기능 보전이 가능하다는 장점이 있다. 방사선 치료는 '방사능 노출'과는 전혀 다르며 치료받는 환자가 주위에 영향을 주지 않으므로 어린아이, 산모 등 주변인과 접촉을 피할 필요가 없는 안전한 치료이다.

일반 방사선 치료의 원칙은 분할 치료(fractionation)이다. 방사선 치료는 한 번에 많은 양의 방사선을 조사하면 짧은 기간 안에 간편하게 치료를 완료할 수는 있으나, 방사선 치료 부위 주변의 정상 조직도 동일한 손상을 받기 때문에 부작용이 커진다. 따라서 일반 방사선 치료의 경우 암 치료에 필요한 총 방사선량을 5~8주에 걸쳐 매일 소량씩 나누어 조사하는 분할 치료로 시행된다. 치료 기간이 길어지면 환자는 불편할 수 있지만, 분할 치료 시, 주변 정상 세포는 보호하면서 종양의 파괴는 증가시켜 효율적인 치료가 가능해진다. 다만 종양의 위치나 크기에 따라 통상 분할 치료법보다 치료 기간을 단축시키고 회당 선량을 높인 소분할 치료법(hypofractionation), 극소분할 치료법(ultra-hypofractionation) 등이 더 효과적인 경우도 있다.

방사선 치료의 종류

방사선 치료는 그 전달 방법에 따라 신체 외부로부터 몸 안에 있는 병소 부위에 방사선을 조사하는 '외부방사선 치료(External Beam Radiation

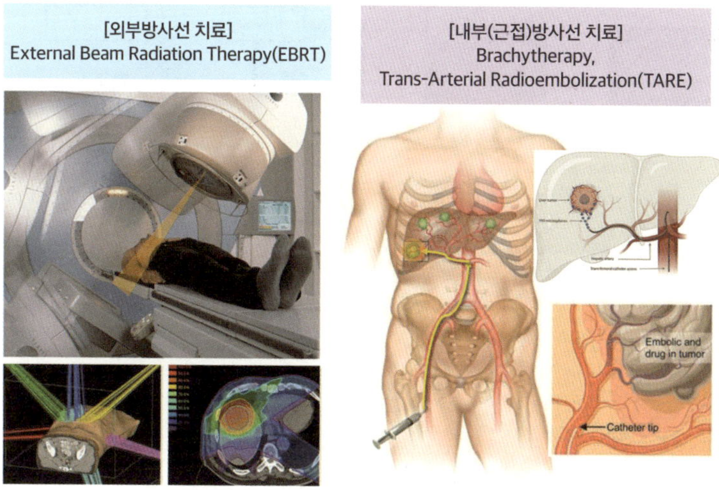

[그림 1] 방사선 조사 방식에 따른 방사선 치료법 분류

Therapy)'와 신체 내부 병소 부위에 동위원소(방사선을 방출하는 물질)를 위치시켜 치료하는 '내부방사선 치료(=근접방사선 치료, Brachytherapy)'로 나뉜다([그림 1]). 간암을 비롯한 상복부종양 방사선 치료 시에는 주로 '외부방사선 치료'가 사용되는데, 이는 치료 기계에 환자가 누워 있으면 주변으로 기계가 돌아가며 방사선 발생 기기와 신체의 접촉 없이 신체 외부에서 방사선을 신체 내부의 종양에 조사하는 방식이다. 이와 달리 내부방사선 치료는 방사선을 방출하는 동위원소를 몸속에 일시적 또는 영구적으로 주입하여 치료하는 방법으로 방사선 물질 또는 기기가 신체와 직접 접촉 또는 근접하여 치료하는 방법이다.

외부방사선 치료는 치료 기법에 따라 통상적(2차원) 방사선 치료

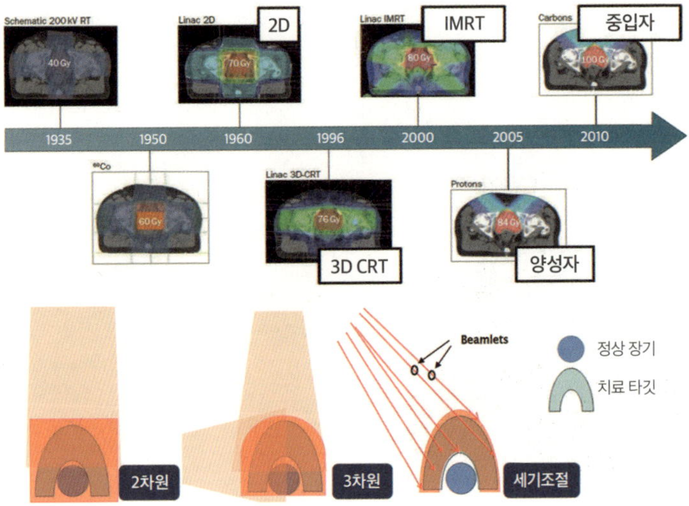

[그림 2] 방사선 치료법 종류

(2D RT), 3차원 입체조형 방사선 치료(3D CRT), 세기조절 방사선 치료(IMRT), 양성자 치료, 중입자 치료 등으로 나눌 수 있다([그림 2]). 또한 최신 방사선 치료 기법 중에는 체부정위 방사선 치료, 호흡연동 방사선 치료, 영상유도 방사선 치료 등이 있다.

3차원 입체조형 방사선 치료(3D CRT)

3차원 입체조형 방사선 치료는 CT 영상을 기반으로 하여 종양 및 주위의 정상 조직을 3차원 입체 영상으로 재구성한 후, 여러 방향에서 종양의 모양대로 치료하는 방사선 치료의 한 방법이다. 방사선 치료기 내에 있는 다엽조준기라는 장치가 종양에 맞춰 방사선이 정밀하게 조사되게 한다.

세기조절 방사선 치료(IMRT)

세기조절 방사선 치료 또한 다엽조준기를 사용한다. 치료 중에 다엽조준기의 일부분이 움직이고, 이를 통해 매우 정밀하게 방사선이 조사되며 치료의 영역에 따라 각각 다른 선량을 동시에 조사할 수 있다([그림 3]). 특히, 3차원 입체조형 치료보다도 인접 정상 조직을 더욱 안전하게 보호하면서 종양 부위에는 고방사선량 조사가 가능하다는 장점이 있다. Versa, 토모테라피(Tomotherapy), 사비어 나이프(Cyberknife) 등 다양한 기계로 세기조절 방사선 치료를 시행할 수 있다.

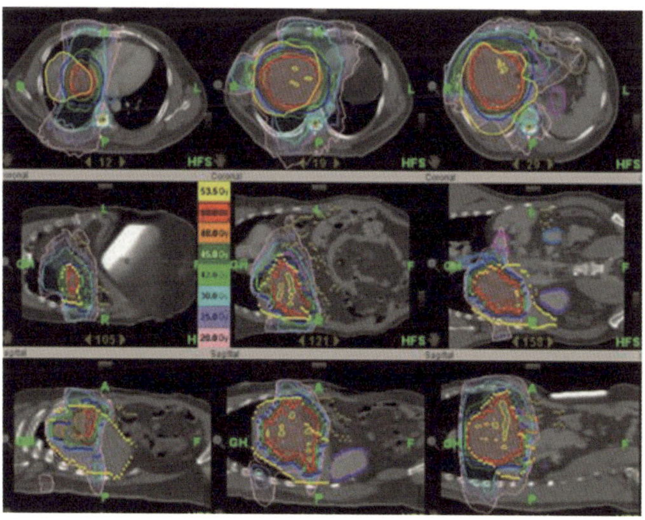

[그림 3] 세기조절 방사선 치료(IMRT) 예시

양성자 치료(Proton Therapy)

양성자 치료는 일반적인 선형가속 치료 장비가 X선을 사용하는 것과 달리 양성자를 사용한다는 점에서 크게 다른 방사선 치료법이다. 양성자 치료의 기본 원리는 '브래그 피크(Bragg Peak)'에 있다. 브래그 피크는 양성자 빔이 인체 내의 정상 조직을 투과하여 암 조직에 도달했을 때에만 막대한 양의 방사선 에너지를 쏟아부어 암세포를 죽이고 그 이후에는 방사선 에너지가 급격히 사라지는 현상이다. 브래그 피크를 통해 정상 조직의 손상을 최소화하면서 종양 위치에 높은 방사선량 도달을 가능하게 할 수 있다는 장점이 있다([그림 4]). 간암에서는 특히 수술이 힘든 비교적 종양이 국한된 초기 혹은 국소 진행성 병기 환자에서 좋은 치료 방법이 될 수 있다.

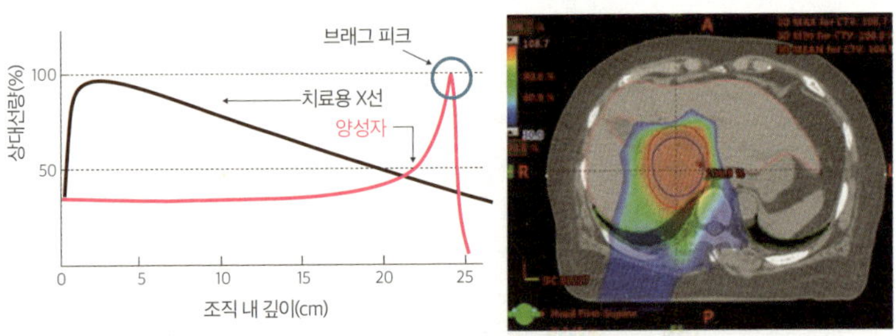

[그림 4] 양성자 치료의 물리학적 특성 및 양성자 치료 계획 예시

중(이온)입자 치료(Heavy Ion Particle Therapy)

중이온입자 치료는 앞에서 설명한 양성자 치료와 비슷하게 브래

그 피크 특성을 이용하여 정상 조직의 손상을 최소화하면서 종양만 집중적으로 파괴할 수 있는 치료법이다. 방사선 발생 시 이용하는 가속 입자가 무거울수록 생성되는 방사선의 파괴력도 커지게 되는데, 중입자 치료 시 이용하는 탄소 이온은 양성자의 12배의 질량을 가지고 있어서 기존 X선이나 양성자 치료에 비해 더 큰 암 치료 효과를 기대할 수 있다.

체부정위 방사선 치료

통상적인 방사선 치료가 수주에 걸쳐 이루어지는 데 비해, 정위적 방사선 치료는 극소분할 방사선 치료로, 1회당 조사되는 방사선량을 높여서 총 1~5회 이내의 짧은 기간에 방사선을 조사하는 치료이다. 3차원으로 종양의 위치를 파악할 수 있는 특수 정위 장치를 이용하여 정확한 종양의 위치에서 대량의 방사선을 여러 방향에서 일시에 집중 조사하는 방법이다. 일부 뇌종양을 비롯하여, 폐, 간 등의 체부 종양에 정위적 방사선 치료가 다양하게 시행되고 있다. 정위적 방사선 치료 적합 여부 및 치료 횟수 등은 방사선종양학과 전문의가 최종적으로 결정하게 된다.

호흡연동 방사선 치료

호흡에 따른 종양의 위치와 방사선 치료기를 실시간으로 상호 연동하여 치료하는 방법으로 호흡에 의해 움직임이 많은 폐, 간과 같은 장기에 있는 종양 치료에 이용되는 최첨단 방사선 치료 기술이다. 종양의 위치를 호흡에 따라 분석하여 종양이 특정한 위치에 도달할 때 방사선을 조사하는 방식으로, 그만큼 방사선 치료 범위를 작게 할 수 있고 종양에는 충분한 양의 방사선을 조사하면서 주위 정상 조직을 보호할 수 있다. 치료 설계, 실제 치료 시 특수 호흡연동 장치를 사용해야 하는 경우도 있다.

영상유도 방사선 치료

치료 오차를 줄이기 위해 매번의 방사선 치료 직전, 치료 부위의 영상을 얻고 위치 확인과 교정을 거쳐 방사선 치료가 시행되는 좀 더 정밀한 치료 방법이다. 방사선 치료 전에, 확인 영상을 촬영한 후 문제가 없는 경우 방사선 치료를 시작한다([그림 5]). 선형가속기에 부착된 장비 혹은 치료실에 설치된 엑스선 투시 장비를 이용하거나 그 외 특수 치료 장비를 이용하여 영상유도 방사선 치료를 시행할 수 있다([그림 6]). 이는 치료의 정확도를 높이면서 종양 주위 중요한 장기의 부작용을 최소화하는 데 필수적이다.

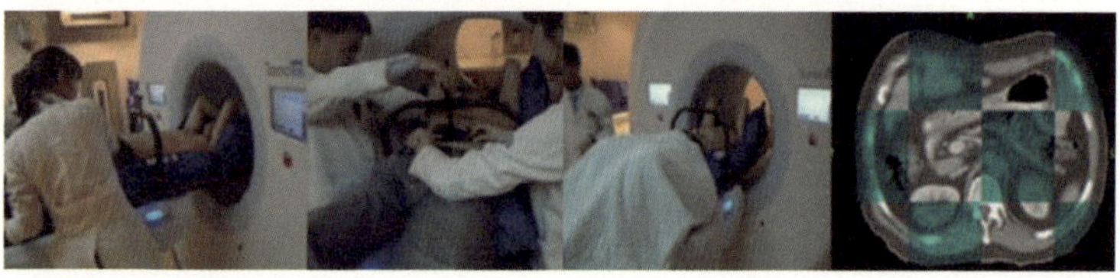

[그림 5] 영상유도 방사선 치료 준비 과정

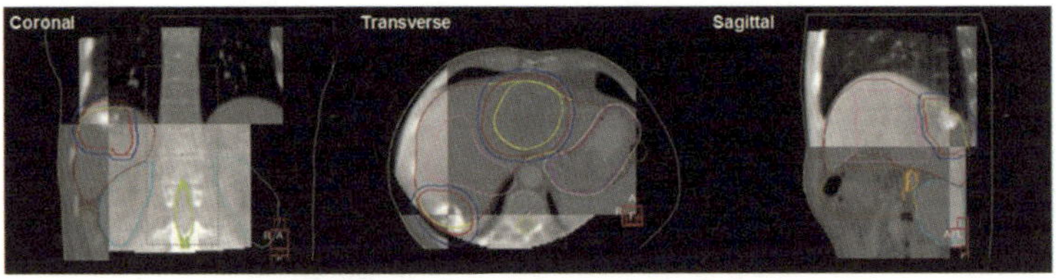

[그림 6] 영상유도 방사선 치료 시 Cone Beam CT 영상 예시

방사선 치료는 어떻게 진행되는가?

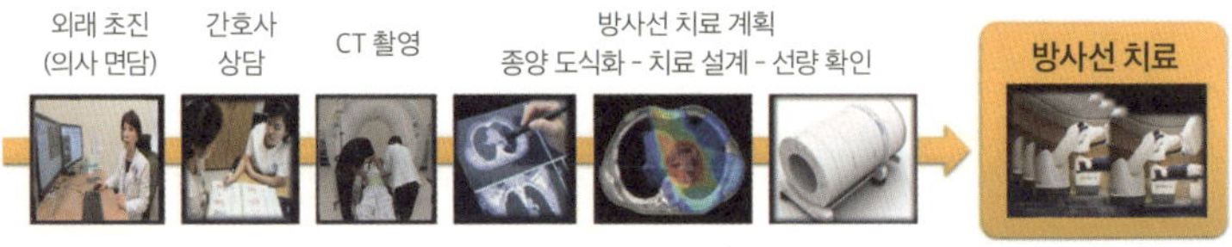

[그림 7] 방사선 치료 진행 과정

방사선종양학과 초진

먼저, 방사선종양학과 담당 교수진의 진찰을 받게 된다. 담당 의사가 진찰 후 방사선 치료 시행 여부, 치료 범위, 치료 일정 등 전반적인 사항을 결정하고 나면, 환자는 방사선 치료의 목적과 진행 과정, 기대 효과 등에 대해 설명을 듣게 된다.

방사선종양학과 간호사 상담

방사선종양학과 간호사로부터 방사선 치료 과정과 부작용, 치료 전후 주의사항에 대한 설명을 듣는다. 그런 다음에 환자는 치료에 대한 동의서를 작성한다.

설계용 CT(Simulation CT) 촬영

방사선 치료 계획을 세우기 위해 방사선종양학과 내에서 치료 부위에 대한 설계용 특수 CT를 시행하게 된다. 호흡에 따라 움직이는 장기의 치료 시(간, 폐 등) 호흡 주기에 따른 장기의 움직임도 설계용 CT 영상에서 확인하게 된다. 필요할 경우에는 움직임을 최소화하기 위해서 고정 장치를 제작한다.

방사선 치료 계획

방사선종양학과 전문의가 설계용 CT 영상에 치료 부위를 그리고(종양 도식화) 조사할 방사선량 및 치료 횟수를 결정한다. 가장 효과적인 치료를 위해 그림을 3차원으로 재구성하여 방사선 조사 방향을 결정하기도 한다. 실제 종양부, 주변부에 방사선량이 얼마만큼 조사되는지 선량 분포를 확인한다. 또한 방사선 치료 계획이 정확하고 안전하게 환자에게 시행될 수 있는지, 치료 시작 전 선량 확인/정도 관리 과정을 통해 확인한다. 일반적으로 방사선 치료 계획에는 약 3~7일이 소요된다.

치료 부위 확인 및 치료 시작

컴퓨터에서 완성된 치료 설계가 환자의 몸에서 똑같이 재현되는

지 확인한다. 치료 시작 전 별도의 병원 내원이 필요한 경우도 있다. 치료는 일주일에 5회(월~금) 받게 되고 대략 5~7주 정도의 치료 기간이 소요되는데, 치료 부위에 따라 차이가 있다. 치료 도중 정상 장기에 들어가는 방사선량을 줄이기 위해 치료 설계를 조정하기도 한다.

방사선 치료 경과 확인

방사선 치료 중 1~2주마다 방사선종양학과 주치의와 외래 면담이 이루어진다. 환자는 진행 중인 방사선 치료에 대한 설명을 듣고, 치료 관련 반응이나 부작용 등을 상의하고 필요한 처방을 받을 수 있다. 이때 혈액검사, 영상 촬영을 하기도 한다. 일반적으로 치료 기간에는 치료 결과를 알기 어려우므로, 계획된 모든 치료 완료 1~2개월 후에 필요한 영상 검사를 통해 치료 결과를 확인해야 한다.

간암 치료에서 언제 방사선 치료를 고려하게 되는가?

간세포암종에서 외부방사선 치료의 역할은 점차 확대되고 있다. 간 기능과 병변 위치, 크기 등을 고려하여 방사선 치료 시행 여부를 결정하며, 주로 간 기능이 차일드-퓨(Child-Pugh) 등급 A 또는 B7인 경우 시행하고 있다. 외부방사선 치료는 전산화단층촬영(Computed Tomography, CT)을 이용한 전산화 방사선 치료 계획이 필요하며, 3차원 치료 계획을 기본으로 한 선량-체적 분석에서 정상 간 부피, 조사되는 방사선량을 고려하여 방사선 치료 여부, 처방 선량, 치료 범위 등이 결정된다.

크게 보아 간암의 방사선 치료는 원발성 간암에서 근치적 치료법 혹은 다른 치료법에 불완전한 재발성 간암에서 구제적(보완적) 치료법으로 시행할 수 있으며, 전이성 간암에서 각 전이 병변에 대한 근치적 치료법으로, 혹은 증상 조절을 위한 고식적 치료법으로 시행할 수 있다. 방사선 치료 기술의 발전, 간암 환자 생존율 향상, 다수의 임상 연구를 토대로 방사선 치료 적용 범위는 점차 확대되고 있다.

원발성 간암의 근치적 치료

초기 병기 간암에서 체부정위 방사선 치료

초기 간암은 단일 병변이 크기가 크지 않으며 주변 혈관 침범이 없는 경우를 말하며, 최적의 국소 치료를 통해 완치까지 기대할 수 있다. 일차적으로 수술적 치료가 권고되며, 수술이 어려운 경우는 경동맥 화학색전술(TACE), 고주파 절제술(RFA) 또는 방사선 치료 등의 비수술적 치료를 고려한다. 즉 일반적으로 경동맥 화학색전술 또는 고주파 절제술에 적합하지 않고 절제 불가능한 작은 간 병변이 있는 경우 방사선 치료가 고려되며, 체부정위 방사선 치료(SBRT)를 시행할 수 있다. IGRT, IMRT를 포함한 최신 방사선 기술의 발달로 점차 정밀한 방사선 치료를 효과적으로 시행할 수 있게 되었다. 특히 3차원 입체조형 방사선 치료(3D CRT)에 비해 세기조절 방사선 치료(IMRT)의 장점은 역치료계획법과 많은 치료 영역 활용이 가능하여 높은 치료 정밀도와 향상된 선량 분포를 제공할 수 있다는 것이다.

체부정위 방사선 치료는 더 나아가 짧은 치료 기간(1주~1주 반) 동안 적은 용적에 고선량의 방사선 집중 조사를 가능하게 하여 간암 환자에서 우수한 국소 제어율과 생존율 향상을 기대할 수 있다. 체부정위 방사선 치료는 보통 회당 8~15Gy씩 총 5회 이내의 치료로 시행되며 방사선종양학과 전문의가 병변 위치와 크기를 고려하여 스케줄을 결정한다. 시행 가능한 병변의 크기나 개수에 대해서는 아직 절대적인 기준은 없으나, 일반적으로 5㎝ 이하, 3개 이하의 병변이 있을 때 고려되고 있다.

체부정위 방사선 치료와 다른 국소 치료를 비교한 무작위 3상 대조군 연구는 아직 없지만, 다수의 전/후향적 연구에 따르면 체부정위 방사선 치료를 통해 고주파 절제술과 비슷하거나 더 우수한 치료 성적(국소 제어율 90% 이상, 3년 생존율 70% 이상)을 기대할 수 있다. 특히 크기가 크거나(2~3㎝ 이상), 고주파 절제술에 부적합한 위치의 종양이거나, 내과적 이유로 고주파 절제술이 불가한 경우 등에 체부정위 방사선 치료가 더 적합할 수 있다([그림 8], [그림 9]). 현재 체부정위 방사선 치료와 고주파 절제술 혹은 경동맥 화학색전술 등을 비교하는 무작위 3상 대조군 연구들이 시행되고 있으며, 소라페닙(Sorafenib) 등의 표적항암제나 면역항암제와 병합 효과를 평가하기 위한 임상 연구들도 진행되고 있다.

RFA보다 SBRT에 좀 더 적합한 종양 예시
• RFA 시행이 어려운 위치(횡경막 직하방, 큰 혈관이나 정상 장기, 담도계 인접 부위 등) • 3cm 이상의 크기가 큰 종양 • TACE, RFA 등 이후 잔존 종양이 있는 경우 • 초음파로 종양 확인이 어려운 경우 • RFA 시행이 어려운 내과적 원인이 동반된 경우

[그림 8] 고주파 절제술(RFA)과 체부정위 방사선 치료(SBRT) 적응증 비교

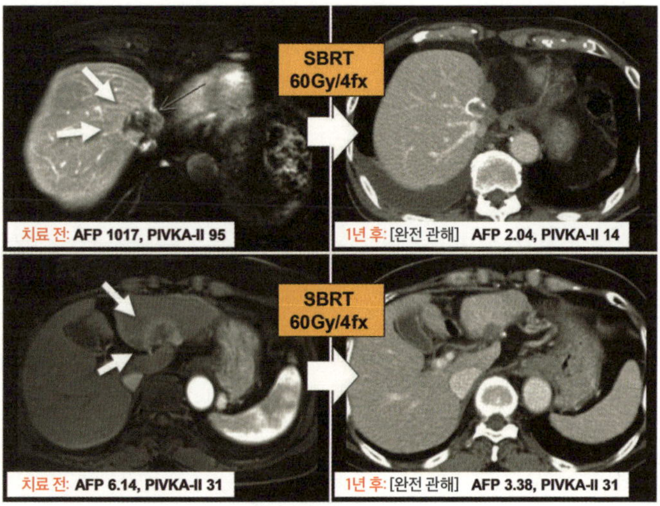

[그림 9] 초기 간암의 체부정위 방사선 치료(SBRT) 전/후 예시

최근 기술의 발달과 임상 경험의 축적에 따라 체부정위 방사선 치료 시행 범위가 더 확대되고 있다. 원발성 간암에서 일차 치료로 사용될 뿐 아니라, 색전술 후 잔존 종양에 대한 구제적 치료 혹은 간문

맥 혈전, 하대정맥 혈전 등에 대해서도 시행될 수 있다. 크기가 작은 종양뿐 아니라, 크기가 크고 다발성으로 발생한 종양에서도 고려되는 경우가 있다. 또한 체부정위 방사선 치료 시 종양 사멸 효과뿐 아니라, 종양과 종양 주변 환경의 면역 기능을 활성화시키는 면역 자극제 역할을 할 수 있으며, 특히 면역관문억제제(immune checkpoint)의 항종양 효과를 상승시킬 수 있음이 보고되고 있다. 현재 다양한 면역항암제와 체부정위 방사선 치료의 병합 치료가 활발하게 시도되면서 새로운 치료 전략으로 주목을 받고 있다.

국소 진행 병기 간암에서 근치적 방사선 치료

간문맥 등 주요 혈관에 침범이 있는 국소 진행 병기 간암의 표준 치료는 이전에는 전신 항암약물 치료만으로 여겨졌지만, 최근에는 국소 방사선 치료를 통해 치료 성적 향상을 기대할 수 있다. 간세포암의 높은 방사선 감수성과 방사선 치료 기술의 발달로 고선량의 방사선을 안전하게 조사할 수 있게 되면서 방사선 치료의 적응증이 확대되고 있다. 주요 혈관까지 침범이 있는 간암이나 크기가 큰 국소 진행성 간암 등에서도 효과적으로 방사선 치료를 시행할 수 있다([그림 10]).

이전 연구들에서 치료 반응률은 30~70%로 보고되었고, 일반적으로 전신 항암약물 치료 단독에 비해 높은 치료 반응을 보이는 것으로 알려져 있다. 방사선 치료 전/중, 혹은 치료 후 반응에 따라 다른 국소 치료 방법을 추가하거나 항암약물 치료와 병용하여 진행하기도 한다. 간동맥내 주입 화학요법(Hepatic Artery Infusion Chemotherapy, HAIC)과 동시항암방사선 치료 시행 시, 국내 임상 연구들에서 치료 반응 약 45%, 중앙 생존율 24.6개월로, 다른 치료법과 비교 시 우수한 치료 효과가 보고된 바 있다. 또한 기존에 수술 불가능했던 경우일지라도 방사선 치료 후 종양 크기 감소 등 우수한 치료 반응을 보일 때, 병기 하향(downstaging) 혹은 잔존 정상 간 용적의 보상성 비대(hypertrophy)를 유도하여 수술적 절제나 간이식까지 도달할 수 있는 경우도 있다. 국소 진행 병기 간암에서는 이처럼 다양한 방법으로 방사선 치료가 적용될 수 있고 여러 임상 시나리오가 가능하기에, 다학제적 논의를 통해 각 환자와 질병 상태에 맞는 최적의 치료법과 순서를 결정하고 있다.

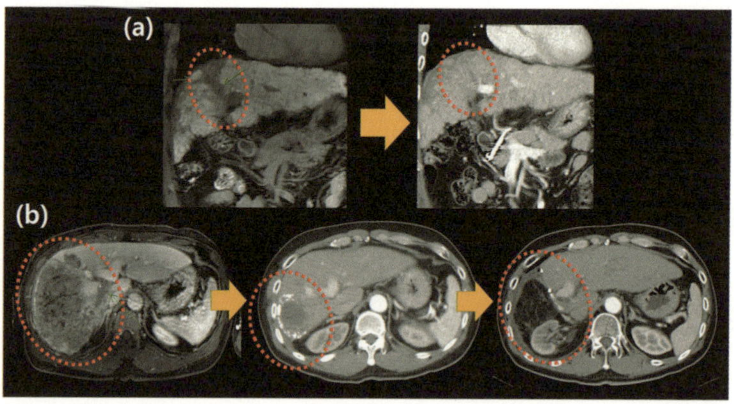

[그림 10]

(a) 주요 혈관으로 확산된 간암의 방사선 치료 전/후, (b) 4기 국소 진행성 간암의 방사선 치료 전/후

다른 치료법이 불완전하거나 실패한 재발성 간암의 구제적·보완적 치료

수술 불가능한 간암에서 일반적으로 경동맥 화학색전술(TACE) 또는 고주파 절제술(RFA)이 일차적으로 고려된다. 경동맥 화학색전술은 간 종양에 영양을 공급하는 동맥을 찾아 선택적으로 세포독성 항암제를 투여한 다음 혈액을 차단하는 치료 방법으로, 암의 진행 정도에 따라 크게 제한이 없기 때문에 적용 범위가 넓고, 심한 황달 또는 복수가 나타나지 않으면 시술이 가능한 치료이다.

하지만 해당 국소 치료 이후에도 혈관 재형성(revascularization) 현상에 의해 국소 재발이 발생하여 색전술로 치료가 어려운 상태가 되는 경우가 있다. 이러한 상태를 경동맥 화학색전술 치료실패/불응성 상태(TACE failure/refractoriness)라고 말하는데, 방사선 치료가 효과적인 구제적 치료 방법이 될 수 있다. 그 외에도 말초 부위의 종양세포가 간동맥뿐 아니라 간문맥에 의해 이중 영양 공급을 받고 있거나 주변 곁가지 혈관에 의해 영양 공급을 받고 있으면 경동맥 화학색전술의 치료 효과가 떨어질 수 있다. 또한 간문맥 혈전(portal vein thrombosis)이 동반되어 있는 간암은 색전술 단독으로는 혈전까지 효과적으로 치료하기 어려워서, 경동맥 화학색전술+방사선 치료 병합 치료가 고려된다. 간문맥 혈전이 존재하는 경우, 간내 다발성 종양 파종 혹은 간외 장기로 종양 파종을 유발할 수 있고 간문맥 혈압 상승을 유발할 수 있어 치료가 필요한 상태로 여겨지고 있다. 일반적으로 간문맥 혈전 동반 시 예후가 나쁘고 평균 생존율은 약 2개월 정도로 보고되어 있으나, 방사선 치료 시행 시(단독 혹은 색전술과 병행 치료로 시행) 유의한 생존율의 향상을 기대할 수 있음이 보고되어 있다. 다수의 임상 연구에서 경동맥 화학색전술과 방사선 치료 병합 치료 시, 색전술 단독에 비해 유의하게 높은 치료 성적(치료 반응률 63~84%, 1년 생존율 72~82%)을 보였다.

색전술 직후에는 일시적인 염증 반응, 간 수치 상승 등의 현상으로 방사선 치료를 바로 시작하기 어려운 경우가 많다. 다만 색전술 후 28일 이내 혹은 5주 이내에 시작하는 것이 그렇지 않은 경우보다 국소 제어율이 유의하게 높다는 보고들이 있어서, 색전술 이후 방사선 치료는 가급적 조기에 시행하는 게 효과적이라고 여겨진다. 그렇더라도 방사선 치료는 환자의 전신 상태, 간 기능, 종양 상태 등을 고려하여 최적의 치료 시기를 결정하고 있다.

소수 전이성 간암의 근치적 치료

암이 기존 원발 장기를 떠나 림프절, 폐, 뼈 등 타 장기로 전이가 되는 경우를 전이암이라고 한다. 전이암은 5개 이하의 전이가 있는 경우를 '소수 전이암(oligometastasis)'으로, 그 이상의 전이가 있는 경우를 '다발성 전이암'으로 분류한다. 기존에는 전이의 개수에 상관없이 모든 전이암의 경우 수술이나 방사선과 같은 국소 치료는 적용하지 않고 전신 항암약물 치료, 즉 항암제만으로 치료하였다. 하지만 전이암에서 항암제의 효과가 제한적이고, 생존율이 낮은 경우가 많았다. 퍼져 있는 암의 총량(tumor burden)이 많으면 항암제 치료 효과가 크지 않은데, 전이암의 경우 대부분 암의 총량이 많은 편이기 때문이다. 최근, 전이암이 모두 동일한 상태의 종양이 아니고 전이 병변 위치, 개수 등에 따라 다양한 예후를 보이며, 소수 전이암에서는 다른 치료적 접근이 필요하다고 여겨지고 있다. 특히 각 육안적 종양에 수술적 절제, 방사선 치료 등의 국소 치료 시 전반적인 치료 효과, 예후 향상을 기대할 수 있다는 연구 결과들이 발표되고 있다. 각 전이 병변 국소 치료를 통해 2차, 3차 질병 진행을 늦추고 생존율도 높일 수 있으며 치료 효과가 좋으면 완치까지 기대할 수 있는 경우도 있다. 유방암, 대장암 등 치료 후 장기 생존율이 비교적 높은 암종에서는 이미 간이나 폐에 전이된 소수 전이암에 국소 치료를 시행하는 것이 권고되고 있다. 소수 전이암에서 방사선 치료 기술의 발전으로 인해 치료 범위가 뇌, 폐, 간, 임파선 등 전신으로 확대되고 있다([그림 11], [그림 12]).

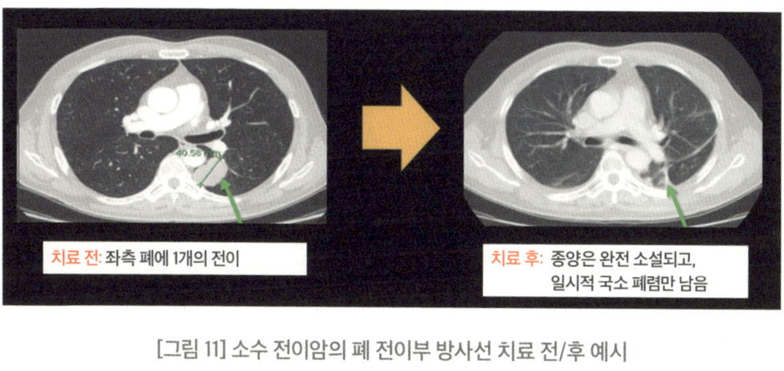

[그림 11] 소수 전이암의 폐 전이부 방사선 치료 전/후 예시

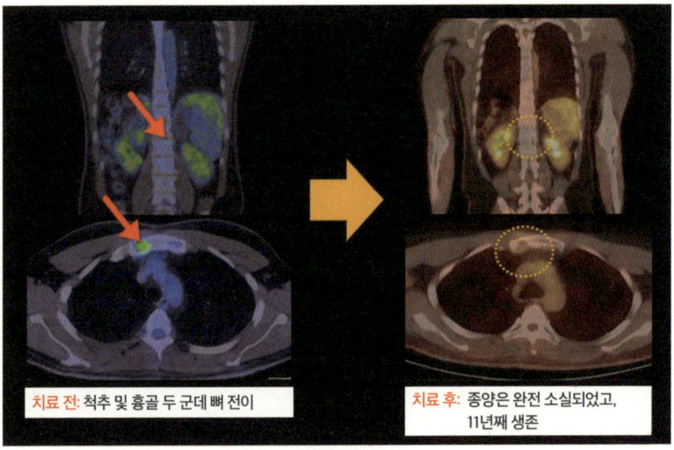

[그림 12] 소수 전이암의 뼈 전이부 방사선 치료 전/후 예시

전이성 간암의 고식적 치료

전이성 간암에서 암으로 인한 증상이 있는 경우 증상 경감을 위해 방사선 치료가 시행될 수 있다. 방사신 치료는 크게 완치를 목적으로 하는 '근치적 방사선 치료', 수술 전후 치료 효과를 증진시키기 위한 '보조적 방사선 치료', 증상 완화를 위한 '고식적 방사선 치료'로 나뉜다. 고식적 방사선 치료는 뼈 전이로 인한 통증, 뇌 전이로 인한 신경학적 증상, 혹은 종양 자체로 인한 출혈 및 폐색 증상을 완화시켜 줌으로써 환자의 삶의 질 향상에 기여할 수 있다([그림 13]). 일반적으로 1~3주의 짧은 기간 내에 치료가 종료된다. 뼈 전이부 방사선 치료 시 신경 부위의 탈분극 유도, 종양 부위의 신경 전달 물질 분비를 낮춰서 통증을 경감시킬 수 있는 것으로 알려져 있으며, 대개 2일 이내에 통

증 경감 효과가 나타나지만 용해성 골병변(osteolytic bone metastasis)이거나 인접 연부 조직까지 침범이 동반된 경우는 치료 반응이 늦게 나타나기도 한다. 치료 이후 종양 크기가 감소함으로써 골막, 골수 공간 내 압력을 낮춰 통증 경감 효과가 더 나타날 수 있다. 궁극적으로 뼈 전이 방사선 치료 후 통증 경감, 병변 부위 국소 제어, 뼈 구조와 기능 유지 등의 효과를 기대할 수 있다. 이전 문헌상 90% 이상의 환자에서 통증 경감 효과가 보고되었고, 방사선 조사량이 많을수록 통증 경감 효과가 더 커지는 경향을 보였다. 방사선 치료 기간, 조사량, 치료 범위는 방사선종양학과 전문의의 환자 진찰 후 각 환자 상태에 맞게 결정된다.

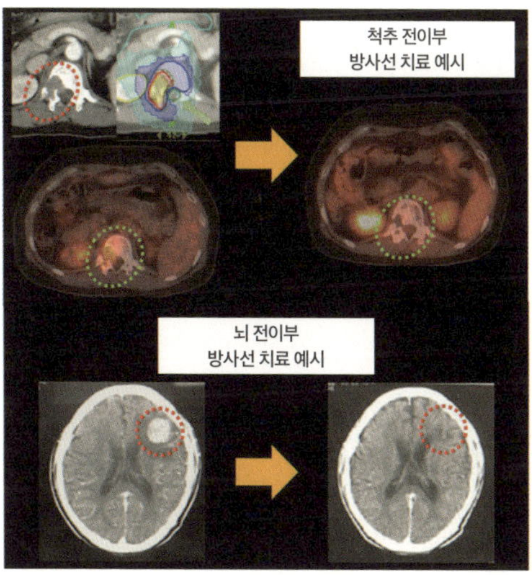

[그림 13] 전이성 간암의 척추, 뇌 전이부 고식적 방사선 치료 전/후 예시

방사선 치료와 면역항암제 병합 시 어떤 효과를 기대할 수 있는가?

간세포암의 항암 치료제는 크게 세포독성항암제, 표적항암제, 면역항암제로 나눌 수 있다. 하지만 세포독성항암제는 간세포암에서 효과가 제한적인 것으로 알려져 있다. 세포독성항암제가 효과가 있는 일부 간세포암 환자도 있으나 일반적으로 간경변증과 같은 기저질환으로 인해 세포독성항암제의 부작용이 심하게 나타날 수 있고, 이로 인해 전반적으로 효과보다는 부작용이 심하게 나타나는 경우가 많기 때문이다. 혈관이 많이 생성되어 있다는 간세포암의 특성 때문에, 2007년 소라페닙 표적항암제가 개발된 이래로 혈관생성억제를 주요 기전으로 가지는 표적항암제들이 오랫동안 전이성 간암에서 일차적으로 고려되어 왔다.

최근 면역관문억제제로 대표되는 면역항암제가 간암 치료에서도 활발하게 시도되면서, 우수한 치료 성적을 보이고 있다. 간세포암은 면역학적 질병 발생 기전을 가지고 있어 다른 소화기암에 비해 면역항암제에 좋은 반응을 기대할 수 있고, 전체 환자 중 10~20%에서는 특징적으로 아주 우수한 치료 효과를 보이기도 한다. 방사선 치료와 면역항암제 병용 시 직접적인 종양 사멸 효과뿐 아니라, 종양과 종양 주변 환경의 면역세포의 활성을 유도하여 전반적인 면역 기능을 활성화시키는 면역자극제 역할을 함으로써 면역항암제의 항종양 효과 상승을 기대할 수 있다. 또한 일부 환자에서 압스코팔 효과(Abscopal Effect)

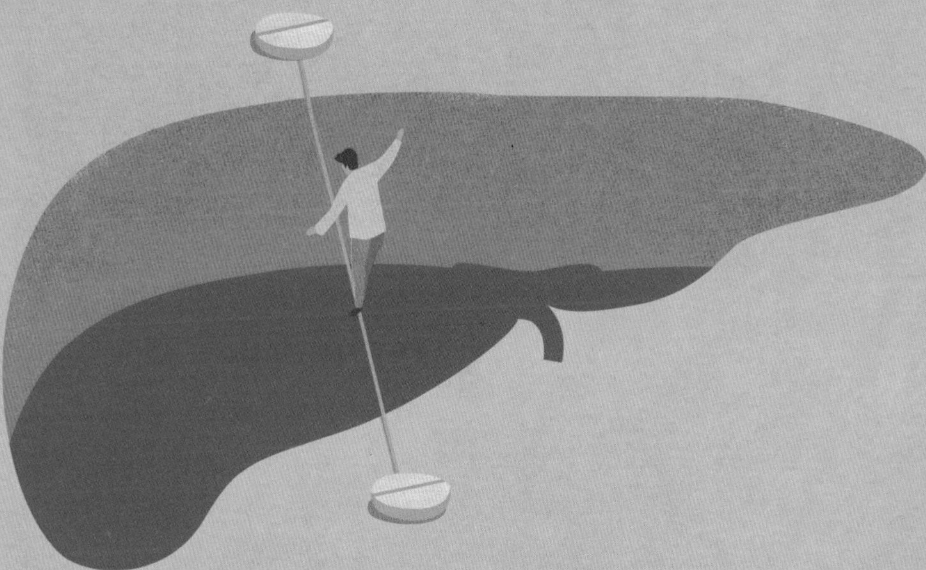

가 나타나기도 하는데, 이는 방사선 직접 조사 부위가 아닌 다른 부위의 전이 종양이 줄어들거나 없어지는 현상을 의미한다. 다수의 전임상, 임상 연구에서 그 기전이 연구되고 있고, 이 외에도 여러 면역 활성 기전이 방사선 치료와 면역항암제의 시너지 효과에 기여하는 것으로 알려져 있다. 특히 저분할 집중 조사 방식인 체부정위 방사선 치료법의 병용이 효과적인 것으로 여겨지고 있긴 하나, 이 외에도 다양한 스케줄의 방사선 치료가 면역항암제와 함께 시행되고 있다.

간암 치료에 적용되는 중입자 치료

중(이온)입자선 치료(Heavy Ion Therapy)는 탄소 이온을 거대한 입자가속기에 주입하여 빛의 70~80%까지 가속시킨 후 암 조직을 핀 포인트로 정밀 조준하여 사멸시키면서 주변 정상 세포의 손상은 최소화하는 최첨단 암 치료 기술이다. 기존의 방사선 치료에 사용되는 X선이나 감마선과 같은 '광자선(Photon)'은 무게가 없는 전자기파의 일종이며, 양성자 치료(Proton)는 무게 1의 수소원자를 가속시켜 환자 치료에 이용하는 것을 말한다. 중입자 치료(Carbon Ions)는 일반적으로 무게 12의 무거운 탄소 입자를 가속시켜 환자 치료에 이용하는 것을 말한다.

양성자 치료나 중입자 치료는 기존 방사선 치료와는 다른 생물학적, 물리학적 특성이 있다. 광자선은 에너지가 통과하는 경로상의 생체조직에도 연속적으로 흡수가 되어, 도달하는 과정에서 암세포 이

외의 인접 정상 세포에도 손상을 줄 수 있고 피부 속으로 깊이 들어갈수록 강도가 약화되어 암 조직에 도달하는 방사선량이 충분하지 못한 경우가 있었다. 그에 비해 양성자선과 중입자선은 몸의 표면에서는 방사선량이 적고, 일정 깊이(몸속 암 조직 위치)에서는 방사선량이 최대가 되는 특성, 즉 브래그 피크 특성이 있다. 브래그 피크 특성을 이용하면 정상 조직에 미치는 영향을 최소화하면서 종양에만 집중적으로 조사하는 것이 가능해진다([그림 14]). 또한 방사선 발생 시 이용하는 가속 입자가 무거울수록 동일 선량 대비 방사선 파괴력이 커지게 된다. 이는 동일 선량의 에너지가 흡수되어도 체내에서 미치는 생물학적 효과량(Relative Biological Effectiveness, RBE)이 커지고, 유발되는 DNA 손상 정도가 더 많아져 선형 에너지 전달량(Linear Energy Transfer, LET)이 커지는 특성으로 나타나게 된다. 중입자 치료 시 이용하는 탄소 이온의 질량이 기존 방사선 치료나 양성자 치료보다 월등히 크기 때문에 기

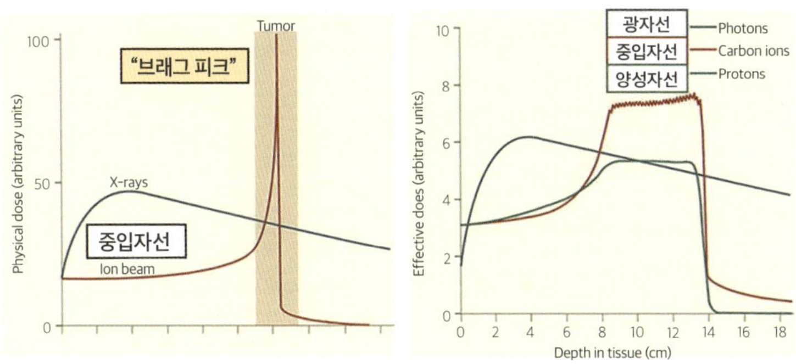

[그림 14] 기존 방사선(광자선)과 양성자선, 중입자선의 물리학적 특성 비교

존 치료에 비해 더욱 큰 암 살상 효과를 기대할 수 있고, 방사선 저항성이 있는 종양에 더 효과적일 수 있다.

간암 방사선 치료 시에는 방사선 치료로 인한 간독성(Radiation-Induced Liver Disease, RILD)이나 인접 정상 장 독성(bowel toxicity) 발생에 대한 우려가 있었다. 반면에, 중입자 치료 시에는 중입자선의 독특한 물리적 특성으로 부작용 발생 가능성을 낮추면서 종양 부위에만 고선량을 집중적으로 줄 수 있다.

1990년대 일본에서 처음 간암 중입자 치료를 시작한 이래 주로 초기, 국소 진행성 간암의 근치적 목적의 방사선 치료로 시행되어 왔다. 4~15회에 걸친 소분할 방사선 치료로 단계적 용량 증가(dose escalation)를 시험하는 임상 연구들이 다수 시행되었으며, 1년, 3년 국소 제어율 각 90~100%, 80~90% 및 1년, 3년 전체 생존율 각 90~97%, 50~88%가 보고되었다. 심한 간독성을 포함한 유의미한 부작용의 증가는 보고되지 않았다. 원발 간병변 근치적 방사선 치료 외에도 다양한 경우로 중입자 치료 적용 범위의 확대가 기대되며, 기존 방사선 치료로는 치료에 필요한 충분한 선량을 안전하게 주기 어려웠던 위치의 병변도 중입자 치료의 적응증이 될 수 있으리라 여겨지고 있다. 중입자 치료 적합 여부와 방사선 조사량, 조사 범위는 방사선종양학과 전문의를 포함한 다수 전문 의료진의 논의 후에 결정될 것이다.

중입자 치료기는 현재까지 전 세계 약 15곳에 설치되어 있고, 2023년 4월 연세암병원에서 16번째 중입자치료센터가 문을 열 예정

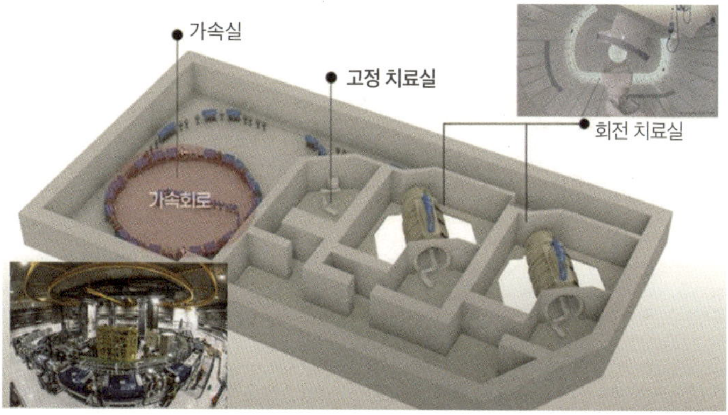

[그림 15] 연세암병원 중입자치료센터 내부 구조(2023년 4월 말 개소 예정)

이다. 지금까지 양성자치료센터는 국내에 두 곳이 있었으나 중입자치료센터는 국내 최초로 개소하는 것이다. 또한 지금까지 전 세계적으로 중입자치료센터 치료 방식은 고정빔 조사 방식(Fixed Beam Treatment)이었는데, 이는 빔이 나오는 곳이 고정되어 있고 빔 각도 조절이 어렵기 때문에 치료에 필요한 각도에 맞추어 환자를 기울여야 한다는 불편함이 다소 있었다. 그에 비해 회전형 갠트리 조사 방식(Gantry)을 이용하면 360도 회전 방식을 통해 모든 각도에서 빔 조사가 가능해져서 좀 더 정밀한 치료가 가능하며, 환자의 편의도도 향상시킬 수 있다. 연세암병원에는 전 세계 최초로 2개의 갠트리 치료실(Double Gantry System)과 1개의 고정빔 치료실이 설치될 것이며([그림 15]), 간암에 대한 중입자 치료는 2024년 10월경 시작할 예정이다.

10

간 건강 지키는 생활습관

박지수 연세암병원 암예방센터 교수

간 건강을 지키기 위한 첫 발걸음은 태어날 때 시작된다. B형 간염 예방접종이 바로 그것이다. B형 간염 바이러스는 만성 간염, 간경변증 및 간암의 주요 원인이다.

간염 바이러스 예방접종 및 감염 예방하기

우리나라에서는 1983년 B형 간염 백신이 개발되고, 1995년부터 국가 예방접종사업으로 지정되어 신생아에게 의무적으로 접종하면서 B형 간염 바이러스 보유자의 수가 점차 감소하였다. 신생아 감염은 만성 간염이 되기 쉽고, 예방접종의 효과도 어릴 때 접종하는 편이 높으니, 우리 아이들이 바이러스에 감염되기 전에 꼭 예방접종을 하도록 하자.

만성 B형 간염 임산부에게서 태어난 아기들은 출생 직후 예방접종과 함께 면역글로불린을 맞고, 자궁 내 감염 위험성이 높다면 임신

후반기에 임산부의 항바이러스제 복용에 대해 주치의와 상의할 수 있다. 다만, 수직감염 등으로 이미 B형 간염 바이러스 보유자로 진단되었다면, 예방접종은 효과가 없으므로 병원에서 정기적인 검사, 치료를 받을 필요가 있다.

진료실에서, "성인인데 지금이라도 B형 간염 예방접종을 하면 효과가 있을까요?" 또는 "저는 예방접종을 해도 항체가 안 생긴다고 들었는데, 어떻게 해야 하죠?" 하는 질문을 받을 때가 있다.

B형 간염 예방접종 후 소아와 젊은 성인의 항체 생성률은 90% 이상, 60세 이상에서는 50~75% 정도로 알려져 있으므로 성인도 B형 간염 예방접종을 할 수 있다. 특히 B형 간염 고위험군(B형 간염 바이러스 감염자의 가족, 수혈이 잦은 환자, 혈액투석 환자, 보건의료 종사자, 집단시설 수용자 등)이라면 B형 간염 항체 검사와 예방접종을 적극적으로 고려할 수 있다.

또한 B형 간염 바이러스 항원이 없으면서 3회 예방접종을 하고 1~3개월 후에 혈액검사를 했을 때 표면항체가 형성되지 않는 경우, '백신 무반응자'로 진단받게 된다. 일반적으로 무반응자는 추가적인 재접종 시 44~100%에서 항체가 생길 수 있으므로 의료진과 추가 접종을 상의하고, 완전 무반응자로 진단되었을 경우 B형 간염 바이러스에 노출되었을 때 B형 간염 면역글로불린을 투여받을 수 있도록 한다.

2019년 기준, 우리나라 B형 간염 바이러스 양성률은 2.0%, C형 간염 항체 양성률은 약 0.7%로 추정되며, 특히 중년 이상의 성인에서 간염 바이러스 보유자를 드물지 않게 만날 수 있다. B형 및 C형 간염

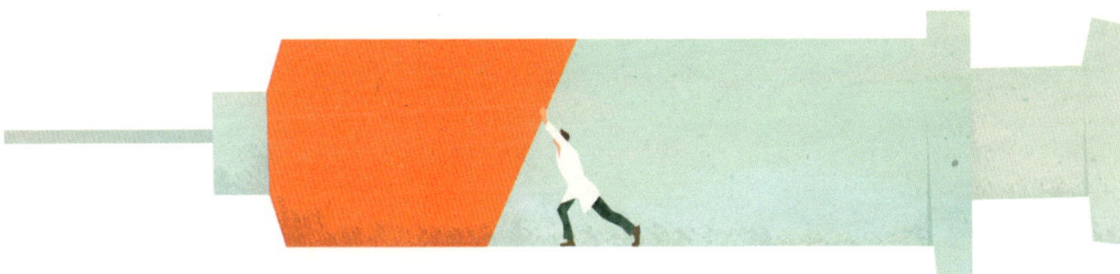

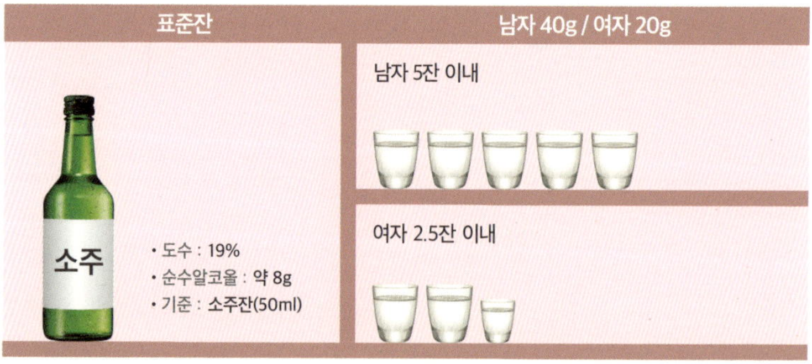
표준잔
남자 40g / 여자 20g
남자 5잔 이내
소주
• 도수 : 19%
• 순수알코올 : 약 8g
• 기준 : 소주잔(50ml)
여자 2.5잔 이내

술자리는 주 1회 이하

〈저위험 음주 가이드라인〉, 한국건강증진재단, 2013.

바이러스는 주로 혈액, 침, 정액 등의 체액에 존재하므로, 보통 모자 간의 수직감염, 수혈, 성 접촉 등에 의해서 감염되며 일상적인 생활에서 감염되는 경우는 매우 드물다. 따라서 B형 및 C형 간염 바이러스 보유자와의 식사, 일상적인 접촉을 피할 필요는 없으나, 면도기, 칫솔, 손톱깎이 등을 함께 쓰거나 상처가 날 수 있는 성행위를 하는 등 체액이 체내에 들어올 수 있는 일을 피하고, 비위생적인 미용 시술(문신, 피어싱, 네일 케어 등), 비위생적인 침 시술 등을 주의할 필요가 있다.

한편, 급성 간염 중 가장 큰 비율을 차지하는 A형 간염은 대변-구강 경로로 직접 감염되므로 음식은 충분히 조리하여 먹고, 외출 후 및 화장실을 사용한 후 손 씻기 등 위생 원칙을 지키는 것이 A형 간염 예방에 도움 된다. 40세 미만일 경우, 또는 40세 이상의 항체가 없는 성인이라면 A형 간염 예방접종도 권장한다.

술은 줄이고, 가능하면 금주하기

알코올은 몸에 여러 가지 문제를 일으키나, 그중에서도 '알코올성 지방간, 간경변증, 간암' 등 간질환은 술과 관련되어 가장 잘 알려져 있는 만성 질환이다. 술을 마시지 않는 것이 건강에는 가장 좋으나, 완전히 피할 수 없다면 적당히 마셔야 간 건강을 지킬 수 있다.

물론 사람에 따라 적절한 주량은 차이가 큰데, 우리나라 보건복지부 및 한국건강증진개발원은 '저위험 음주'를 '술자리를 주 1회 이하로 하되, 소주(도수 19%) 기준 남성 5잔, 여성 2.5잔 이하'로 제시하고 있다(술의 종류에 따라 술잔의 크기가 다르므로 차이가 있으나, 남성 기준 맥주 4잔, 동동주 5대접, 와인 3잔 정도에 해당한다).

음주 중 기름기 있는 안주를 피하고 물을 충분히 마시며, 술을 한 번 마시면 최소 사흘 정도는 간을 쉬게 해 주는 것이 좋다. 이미 간염이나 간경변증, 간암을 진단받았다면 간 기능이 나빠지기 쉬우므로 더욱 엄격하게 술을 제한해야 한다. 개인의 의지와 가족의 도움이 모두 필요하며, 금주가 어렵다면 병원이나 보건소, 알코올 치료 상담 기관의 도움을 받을 수 있다.

비알코올성 지방간?

음주를 하지 않는데도 지방간이 진단되는, '비알코올성 지방간'이 점차 늘고 있다. 최근 연구에 의하면 국내 유병률이 약 30%로 추정되며, 비만, 당뇨병, 대사증후군, 고령 등과 관련 있는 경우가 많다. 또한 이러한 환자에게서는 심혈관 질환, 각종 종양의 발생도 더 많이 발견된다. 그러나 비만하지 않은 인구에서도 19% 정도로 적지 않은 편이다.

비알코올성 지방간을 예방 및 치료하기 위해서는 '체중 감량, 식생활 개선, 활동량 늘리기'를 실천하는 것이 좋다. 우선, 나는 비만한가? 비만을 판단하는 가장 손쉬운 기준은 체질량지수(BMI)와 허리둘레이다.

체질량지수(BMI, body mass index) = **몸무게**(kg) ÷ **키**(m)^2

일반적으로 체질량지수가 25를 넘는 경우 비만, 허리둘레가 남성 90㎝, 여성 85㎝를 넘는 경우 복부비만으로 생각한다.

만약 비만에 해당한다면, 6개월 내에 체중의 10%를 줄이는 것을 목표로 삼자. 3~5%의 체중 감량은 지방간을 호전시키고 7~10%의 체중 감량은 간섬유화를 비롯해 대부분의 지방간염 관련 조직 소견을 호전시킨다. 다만, 병적 비만 환자가 1주일에 1.6㎏ 이상의 급격한 체중 감량을 한 경우, 일부에서는 오히려 간 내 염증 및 간섬유화가 악화되거나 급성 간부전이 발생한 경우도 있었다. 따라서 1주일에 1㎏ 이하로 조금씩 감량하는 것이 좋다.

체중 감량 계획을 세웠다면 구체적으로, 운동과 식사 조절 계획을 세운다. 중등도 이상(최대 심박수의 50~70%) 강도의 유산소 운동을 일주일에 최소 3회, 30분 이상 하고 근력 운동을 병행한다. 세계보건기구, 미국 스포츠의학회, 미국 심장협회 등에서 제시하는 중등도 강도의 운동은 빠르게 걷기, 배드민턴, 춤추기, 빠르게 자전거 타기, 에어로빅, 수영, 탁구 등을 포함한다.

약한 강도의 활동 (< 3.0METs)	중등도 강도의 활동 (3.0-6.0METs)	격렬한 강도의 활동 (> 6.0METs)
• 집, 가게, 사무실 근처를 천천히 걷기 • 앉아서 컴퓨터나 가벼운 도구를 이용하여 일하기 • 서서 침구 정리, 설거지, 다림질, 요리 등 • 그림, 조각, 카드놀이, 당구, 다트, 낚시, 악기 연주 등	• 빠르게 걷기(4.83-6.44km/시간) • 창문 청소, 세차, 창고 청소, 거실 청소 등 • 목공일, 나무 쌓기, 잔디 깎기, 배드민턴, 농구(공 던지기), 천천히 자전거 타기, 춤추기, 골프(짐 끌고 걷기), 보트, 수영(취미), 탁구, 테니스(복식) 등	• 매우 빠르게 걷기(7.24km/시간) • 삽질(모래, 석탄 등), 땅 파기 • 벽돌 등 무거운 것 나르기, 농구 경기, 빠르게 자전거 타기, 스키, 축구, 수영(경쟁, 고강도), 테니스(단식), 배구(경기) 등

식생활 측면에서는 야식을 피하고 기름기 있거나 열량이 높은 음식을 피한다. 매일 500~1,000kcal를 줄이는 것을 목표로 하며, 탄수화물과 지방 섭취를 줄이는 것이 중요하다. 일반적으로 한국인의 식생활을 고려하면 저탄수화물 식이의 효과도 큰데, 식단을 조절할 때 밥, 빵, 떡, 국수, 라면 등 탄수화물을 2/3로 줄이되, 고단백 식이와 과일, 채소 등으로 영양을 보충한다. 이러한 식생활은 인슐린 저항성을 높여 비알코올성 지방간 및 대사성 질환을 근본적으로 개선하는 데 도

움이 된다.

활동량을 늘리는 것 역시 중요한데, 하루 중 앉아 있는 시간이 증가하는 것은 비만도와 관계없이 비알코올성 지방간의 위험을 높이고 지방간염의 진행을 촉진하는 것으로 알려져 있다.

간을 생각하는 식생활

간은 우리 몸에서 식품, 약물, 독성 물질 등을 대사하고, 분해하고, 저장하는 장기이기 때문에, 부담이 되는 식품이나 독소를 섭취한다면 간에는 자연스럽게 부담이 더해지게 된다. 따라서 간에 부담이 적은 식생활이 간 건강에 도움이 되며, 일반적으로 고단백, 저지방 식사를 하고, 비타민과 무기질을 충분히 섭취하는 것이 권장된다.

만성 간염 환자라면 특히 일반인보다 더 충분한 양의 단백질을 섭취해야 한다. 표준 체중을 기준으로 1kg당 1.5~2g 정도의 단백질을 섭취할 필요가 있는데, 순 살코기, 생선, 두부, 콩, 달걀, 두부 등은 좋은 단백질원이 될 수 있다. 과일과 채소를 통해 충분한 비타민을 섭취하고, 수분을 충분히 섭취하는 것도 간 건강에 도움이 된다.

각종 건강 보조 식품, 생약 성분 및 일부 한약재 등은 약제 유발 간염의 원인이 될 수 있다. 간이나 면역에 좋다고 하는 민간 요법은 그 효과와 안전성이 증명되지 않은 것이 대부분이므로 주의하고, 특히 간염이나 간경변증이 있는 사람이라면 이러한 식품 및 약제 복용을

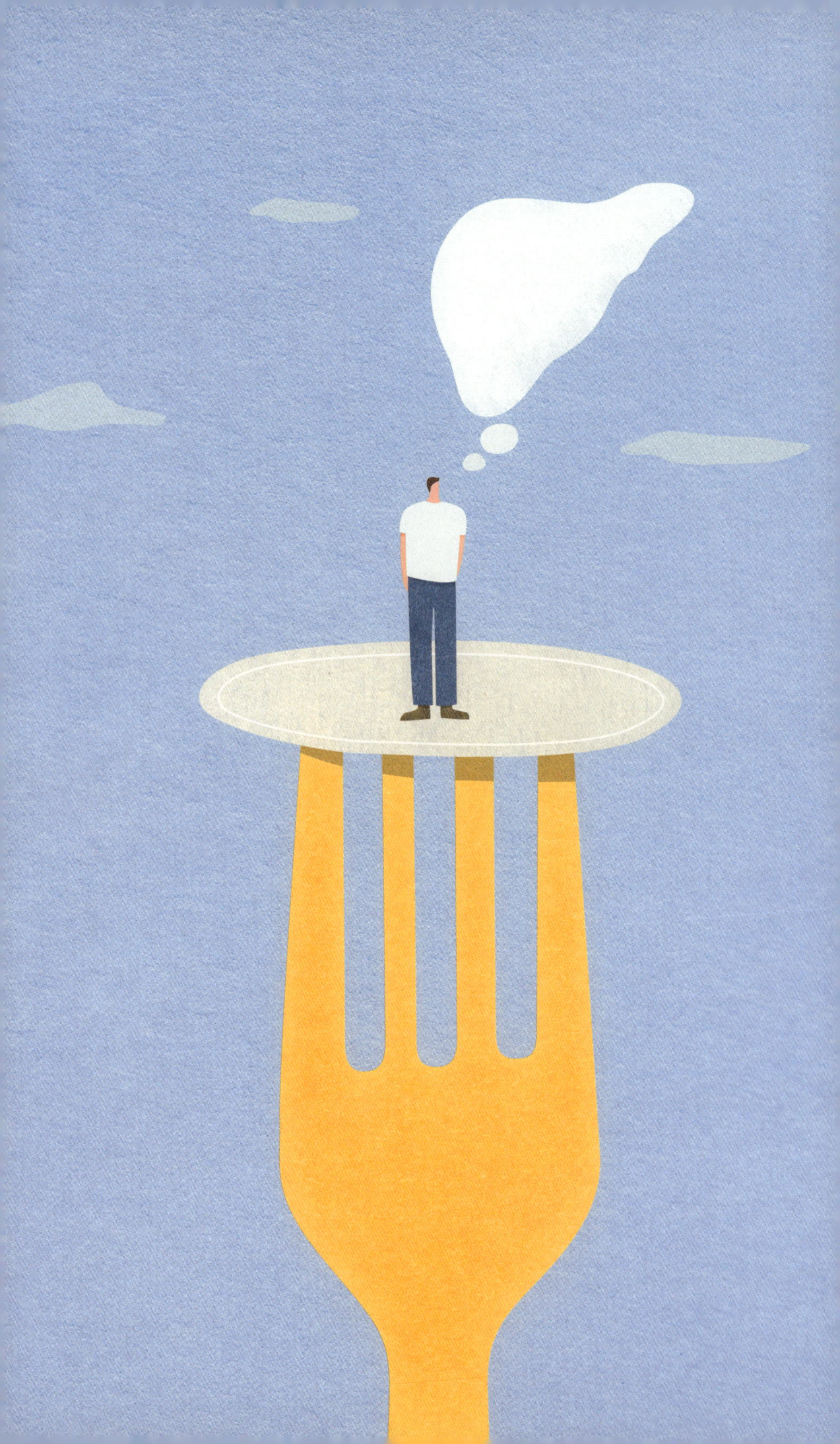

피하는 것이 좋다. 만약 복용한 후 피로가 심하고 메스꺼운 증상, 윗배 불편감이 심해지거나 황달이 생긴다면 약제를 중단하고 전문의와 상의한다.

간암과 관련 있는 물질로 아플라톡신 B1이 있다. 이 물질은 아스퍼질루스 속 곰팡이들이 만들어 내는 독성 물질로, 주로 곡류, 두류, 땅콩, 견과류에서 곰팡이가 생기면서 나타나기 때문에 이러한 식품이 변질된 것은 피하는 것이 좋다. 주방은 습기를 제거하고, 개수대 등은 주기적으로 소독하여 곰팡이가 번식하는 것을 막는 것이 도움이 된다.

간 기능 검사와 간암 검진

우리나라에서는 만 40세 이상 남녀로 B형 또는 C형 간염 바이러스에 의한 만성 간질환 환자, 간경변증 및 간암 고위험군에 한해 무료 또는 10% 본인 부담으로 암 검진을 시행하고 있으며, 여기에는 6개월마다 복부 초음파와 혈청 알파태아단백 검사가 포함된다.

무료검진 대상자

1. 의료급여 수급권자: 의료급여법에 따라 의료급여를 받을 수 있는 자격을 가진 사람
2. 건강보험 가입자 및 피부양자 중 보험료 부과 기준 하위 50%인 경우

무료검진 대상자를 제외한 암 검진 대상자는 10% 부담(단, 대장암, 자궁암 검진

무료)

국민건강보험공단에서 건강검진표를 우편으로 받습니다.

주소지 오류 또는 분실로 인하여 건강검진표를 받지 못하였다면 국민건강보험공단에서 재발급받을 수 있습니다.

3. 건강검진표와 신분증, 건강보험증(또는 의료급여증)을 지참하여 가까운 검진 의료기관에 문의하여 검진을 받습니다.

간경변증, B형 간염 항원 양성, C형 간염 항체 양성, B형 또는 C형 간염 바이러스에 의한 만성 간질환을 개별적으로 병의원에서 진단받은 경우, 국민건강보험공단에 별도로 등록하면 다음 해부터 간암 검진 대상자로 안내받습니다.

생애전환기 건강진단-B형 간염 검사 대상: 만 40세(B형 간염 보유자 또는 면역자 판정 자료가 있는 사람은 대상에서 제외)

암 종류	검진 대상	기본 검사	검진 주기
위암	만 40세 이상의 남녀	위장조영 검사 또는 위내시경 검사	2년
간암	만 40세 이상의 남녀 중 간암 발생 고위험군(간경변증, B형 간염 항원 양성, C형 간염 항체 양성, B형 또는 C형 간염 바이러스에 의한 만성 간질환 환자)	간 초음파 검사, 혈청 알파태아단백 검사	6개월
대장암	만 50세 이상의 남녀	분변잠혈 검사	1년
유방암	만 40세 이상의 여성	유방촬영술	2년
자궁경부암	만 20세 이상의 여성	자궁경부세포 검사	2년
폐암	만 54세~74세의 남녀 고위험군(30년 이상 흡연력)	저선량 흉부 CT	2년

＊ 문의처: 국민건강보험공단 1577-1000

만약 이러한 고위험군에 해당하지 않더라도 음주를 많이 하거나 복부 비만이 있는 경우 간 건강에 대한 검진을 고려할 수 있고, 피로, 전신 쇠약, 식욕감퇴, 메스꺼움, 구토, 소화불량, 복부 불쾌감 등의 원인이 간질환일 경우도 있으므로 의료진과 상의하여 간 기능 검사를 해 볼 수 있다.

참고 자료

Haskell WL, Lee IM, Pate RR, Powell KE, Blair SN, Franklin BA, Macera CA, Heath GW, Thompson PD, Bauman A. Physical activity and public health: updated recommendation for adults from the American College of Sports Medicine and the American Heart Association. Med Sci Sports Exerc. 2007 Aug; 39(8): 1423-34. doi: 10.1249/mss.0b013e3180616b27. PMID: 17762377.

대한감염학회(2014). 2014 성인 예방접종 개정 권고안.

질병관리청. 국가건강정보포털 https://health.kdca.go.kr/healthinfo/biz/health/main/mainPage/main.do

대한간학회(2021). 한국인 간질환 백서 개정판.

한국건강증진재단(2013). 저위험 음주 가이드라인.

대한간학회·한국간재단(2018). 간질환 바로 알기.

대한간학회(2021). 비알코올 지방간질환 진료 가이드라인.

한광협 외(2011). 간암 완치 설명서. 헬스조선.